CONTRIBUTION A L'ÉTUDE DU TRAITEMENT

DES RÉTRODÉVIATIONS DE L'UTÉRUS

PAR LE

RACCOURCISSEMENT INTRA-ABDOMINAL DES LIGAMENTS RONDS

(VOIE SUS-PUBIENNE)

PAR

Le D* Gaston HIVET

Ancien interne des hôpitaux de Paris
(Ivry, Maternités de l'Hôtel-Dieu et de Tenon, Pitié, Necker, Saint-Louis,
Enfants-Assistés)

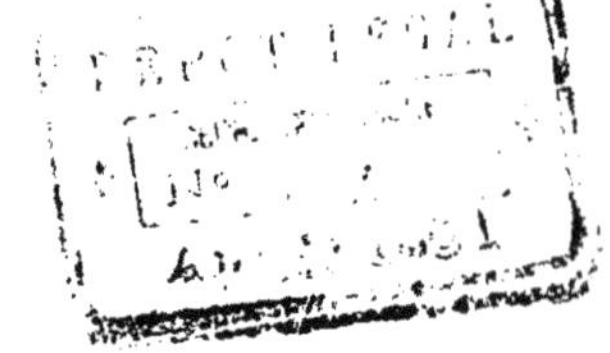

* * * *

PARIS

G. STEINHEIL, ÉDITEUR

2, RUE CASIMIR-DELAVIGNE, 2

—

1901

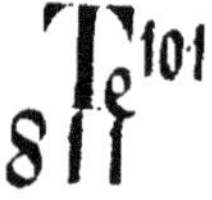

CONTRIBUTION A L'ÉTUDE DU TRAITEMENT

DES RÉTRODÉVIATIONS DE L'UTÉRUS

PAR LE

RACCOURCISSEMENT INTRA-ABDOMINAL DES LIGAMENTS RONDS

(VOIE SUS-PUBIENNE)

IMPRIMERIE A.-G. LEMALE, HAVRE

DES RÉTRODÉVIATIONS DE L'UTÉRUS

PAR LE

RACCOURCISSEMENT INTRA-ABDOMINAL DES LIGAMENTS RONDS

(VOIE SUS-PUBIENNE)

PAR

Le Dr Gaston HIVET

Ancien interne des hôpitaux de Paris
(Ivry, Maternités de l'Hôtel-Dieu et de Tenon, Pitié, Necker, Saint-Louis,
Enfants-Assistés)

PARIS

G. STEINHEIL, ÉDITEUR

2, RUE CASIMIR-DELAVIGNE, 2

1901

CONTRIBUTION A L'ÉTUDE DU TRAITEMENT

DES RÉTRODÉVIATIONS DE L'UTÉRUS

PAR LE

RACCOURCISSEMENT INTRA-ABDOMINAL DES LIGAMENTS RONDS

(VOIE SUS-PUBIENNE)

DIVISION

Dans un premier chapitre nous essaierons d'établir les principales indications du traitement chirurgical des rétro-déviations utérines.

Le chapitre II sera consacré à l'étude critique des différents procédés proposés pour raccourcir les ligaments ronds par la voie sus-pubienne.

Dans le chapitre III, nous nous efforcerons de démontrer la supériorité du raccourcissement intra-abdominal des ligaments ronds, tel que nous le comprenons, sur les différents autres traitements chirurgicaux des rétrodéviations utérines.

Le chapitre IV sera réservé à l'étude d'une opération relativement nouvelle, la cunéo-hystérectomie, qui dans certains cas de rétrodéviations utérines particulièrement difficiles à maintenir réduites pourra avantageusement compléter l'opération que nous proposons.

Les complications opératoires et post-opératoires du raccourcissement intra-abdominal des ligaments ronds feront l'objet du chapitre V.

Les résultats immédiats et éloignés de cette intervention seront étudiés dans le chapitre VI.

Dans le chapitre VII, nous rechercherons l'influence de l'opération qui nous intéresse sur la conception, sur l'évolution de la grossesse et sur le travail.

Enfin, nous tâcherons de tirer des chapitres qui précèdent des conclusions aussi précises que possible.

CHAPITRE PREMIER

Principales indications du traitement chirurgical des rétrodéviations utérines.

A ce sujet, nous considérerons successivement les rétrodéviations de l'utérus non gravide qui sont de beaucoup les plus importantes et qui nous retiendront surtout, et les rétrodéviations de l'utérus gravide.

1° — Rétrodéviations de l'utérus non gravide.

Il nous paraît particulièrement commode, dans ce chapitre, de procéder par exclusion et d'indiquer non pas quels sont les cas de rétrodéviations qu'il faut opérer, mais bien plutôt ceux dans lesquels il ne faut pas intervenir. Or, ces cas peuvent être répartis dans l'une quelconque des quatre catégories suivantes :

A. — Les rétrodéviations utérines *ne s'accompagnant pas de troubles fonctionnels appréciables ;*

B. — Les rétrodéviations utérines *facilement maintenues réduites par le pessaire ;*

C. — Les rétrodéviations *curables par le massage ;*

D. — Les rétrodéviations *s'accompagnant de ptose viscérale généralisée.*

A. — Rétrodéviations utérines ne s'accompagnant d'aucun trouble fonctionnel appréciable. — Il est rare que les symptômes habituels des rétrodéviations, douleurs lombaires, douleurs de bas-ventre, sensation pénible de pesanteur au périnée, dysménorrhée, etc., manquent complètement. Le plus souvent en effet, même dans les cas les plus bénins, il n'est pas nécessaire d'interroger longuement la malade pour constater l'existence de plusieurs des symptômes précédents, plus ou moins atténués. Cependant, dans des cas absolument exceptionnels, la rétrodéviation ne s'accompagne d'aucun trouble, et est alors reconnue tout à fait par hasard, au cours d'un examen clinique.

C'est ainsi qu'en avril 1898, alors que nous avions l'honneur d'être l'interne de M. le professeur Le Dentu, à l'hôpital Necker, nous avons constaté chez une femme venue par mégarde à la consultation de gynécologie pour une fissure anale, l'existence d'une rétroflexion utérine complète ne s'accompagnant d'aucun trouble fonctionnel même léger. Cette malade, admise à l'hôpital, fut opérée par nous de sa fissure ; puis à sa sortie, suivant le conseil de M. Pichevin, assistant de gynécologie, qui avait attiré notre attention sur elle, nous lui appliquâmes un pessaire de Hodge pour corriger la rétrodéviation. Or, quelque temps après, la malade venait nous revoir pour nous annoncer qu'elle avait enlevé presque aussitôt le pessaire qu'on lui avait appliqué, dont elle ne voulait pas, disait-elle, parce qu'elle n'éprouvait plus la moindre douleur depuis son opération.

Quoi qu'il en soit, selon nous c'est une grande erreur

d'affirmer, avec quelques auteurs, que les cas dans lesquels la rétrodéviation s'accompagne de symptômes insignifiants doivent être absolument négligés. La rétrodéviation utérine, en effet, est très souvent une cause de stérilité ou d'avortement, et c'est assurément une raison suffisante pour qu'on doive songer à traiter les cas même indolents. On aura d'abord recours au traitement médical (massage et pessaire); puis, si ce traitement ne donne aucun résultat ou est mal supporté, on aura le droit et le devoir de recourir à l'intervention sanglante.

B. — RÉTRODÉVIATIONS UTÉRINES RÉDUCTIBLES, FACILEMENT MAINTENUES, RÉDUITES PAR LE PESSAIRE. — M. le Dr Pichevin résume ainsi les indications du pessaire dans *La Semaine gynécologique* : « Tout utérus mobile, ou facilement mobilisable, peut et doit être traité par le pessaire. Il est certain qu'on ne réussit pas chez toutes les femmes atteintes de rétrodéviations; mais j'affirme qu'on obtient des résultats satisfaisants dans la grande majorité des cas (1). «

Certes, nous n'avons pas ici le temps de reprendre le procès si débattu du pessaire; nous nous contenterons donc d'énumérer rapidement les principales objections qu'on peut faire à la formule de M. Pichevin. D'abord il est des cas où l'utérus quoique mobile ou facilement mobilisable, adhère cependant d'une façon intime à la paroi antérieure du rectum et ne peut être dès lors jamais maintenu réduit par un pessaire, quel qu'il soit. Le fait n'est pas fréquent sans doute; il n'est pas non plus exceptionnel.

(1) PICHEVIN. *Semaine gynécologique*, 1899, n° 47.

D'ailleurs le diagnostic des adhérences utéro-rectales dans le cas d'utérus mobile ou mobilisable est malaisé, et le plus souvent il n'est guère fait qu'au moment de la laparotomie pratiquée comme ressource ultime après l'échec du traitement médical.

Supposons cependant que l'utérus soit facilement réductible. S'ensuit-il que le pessaire donnera toujours d'excellents résultats ? Pas du tout. D'abord un certain nombre de femmes particulièrement nerveuses et irritables ne peuvent nullement s'accoutumer au port d'un pessaire qui, loin de calmer la douleur, ne fait au contraire que l'exaspérer.

Ensuite, pour que le pessaire facilement supporté maintienne bien l'utérus, il est nécessaire qu'il ait un point d'appui sérieux soit sur les parties molles avoisinantes, en particulier sur le périnée (pessaire de Dumontpallier, de Schultze, etc), soit sur la symphyse pubienne (pessaire de Hodge). Or, les rétrodéviations utérines s'observent presque toujours chez des arthritiques à tissus relâchés, et d'autre part la symphyse pubienne, au lieu d'être très oblique en bas et en arrière, comme il est nécessaire qu'elle soit pour maintenir le pessaire de Hodge, est au contraire souvent verticale et, dès lors, laisse fatalement glisser l'instrument hors de la vulve.

Ce n'est pas tout. Comme le faisait remarquer fort judicieusement Fritsch au Congrès de gynécologie de Halle, rien n'est plus difficile que de choisir un pessaire pour un cas déterminé. D'abord il faut bien se rendre compte de l'état du périnée et du col et de la déviation de la symphyse pubienne, pour choisir la forme du pessaire

qui convient le mieux. Ensuite, quand après des tâtonne-
ments multiples, on a définitivement arrêté cette forme,
il s'agit de déterminer les dimensions exactes de l'instrument, et il faut alors toute une nouvelle série de tâtonne-
ments aussi ennuyeux pour le médecin que pénibles pour
la malade.

Bref, le pessaire n'est en somme qu'un palliatif souvent
inapplicable dans les rétrodéviations ou difficilement
applicable même par des praticiens expérimentés, et qui
remplit plutôt rarement le but qu'on se propose. C'est, dit
Richelot, « un assujettissement, une infirmité nouvelle
qui remplace l'autre, et il faut que la chirurgie soit bien
timide ou bien mal outillée pour retenir ce moyen d'un
autre âge ».

C. — Rétrodéviations utérines curables par le massage.
— M. Stapfer, dans son *Traité de kinésithérapie gynécologique*, paru il y a deux ans, a décrit avec force détails le
massage utérin et le préconise instamment pour le traitement des rétrodéviations de la matrice. Celles-ci,
suivant l'auteur, sont souvent radicalement guéries par un
massage plus ou moins prolongé, en tous cas elles sont
notablement améliorées d'une façon à peu près constante.
Les insuccès, tout à fait exceptionnels, ne s'observeraient
guère, au dire de M. Stapfer, que dans les cas où la rétrodéviation se compliquerait d'annexite; encore certaines
annexites légères bénéficieraient-elles du massage au
même titre que la rétrodéviation.

Cette opinion est loin d'être admise par tous les
gynécologues. En effet, les auteurs qui, à l'exemple de
Richelot par exemple, croient à l'efficacité réelle du mas-

sage utérin, ne le préconisent que dans les cas simples et le rejettent formellement lorsqu'il y a annexite concomitante. De plus, suivant ces mêmes auteurs, il faut bien se garder de croire que toujours le massage guérisse ou tout au moins améliore les malades : le plus souvent, au contraire, malheureusement le soulagement qu'éprouvent les patientes n'est que momentané et disparaît lorsque celles-ci cessent d'être massées. Aussi Richelot préconise-t-il surtout le massage dans les cas où la rétrodéviation s'accompagnant de ptose viscérale ne peut pas bénéficier sûrement de l'intervention chirurgicale.

Nous venons de voir que le massage guérissait exceptionnellement les rétrodéviations et ne provoquait le plus souvent qu'une amélioration toute momentanée. C'est donc une méthode de traitement très infidèle. Ce n'est pas tout ; cette méthode est très fréquemment inapplicable pour deux raisons : d'abord, parce qu'elle nécessite un repos à peu près complet et prolongé qui n'est possible que dans la classe riche ; ensuite, parce qu'elle exige de la part des malades beaucoup de patience et de courage pour supporter des manœuvres énervantes et souvent très pénibles.

D. — Rétrodéviations chez les ptosiques. — C'est surtout dans cette variété de rétrodéviations que M. Richelot préconise le massage et le croit efficace, à la condition toutefois que ce moyen de traitement s'attaque non seulement à l'utérus rétrodévié, mais encore aux autres organes abdominaux, et particulièrement aux reins abaissés et mobiles. Il faudra, de plus, essayer de rendre le bénéfice tiré du massage définitif en préconisant, d'une part, un pessaire pour maintenir l'utérus réduit, et, d'autre part, une bonne ceinture abdominale pour maintenir les viscères en place et empêcher leur ptose.

Lorsque, malgré ce traitement médical, la malade n'éprouvera aucun soulagement; lorsque, de plus, les symptômes qu'elle présentera, très accusés, seront surtout ceux de la rétrodéviation et consisteront par exemple en douleurs lombaires, douleurs de bas-ventre, dysménorrhée, etc., lorsqu'enfin la grossesse sera désirée, le chirurgien sera alors autorisé à intervenir comme dans les cas de rétrodéviation simple. Nous rapportons plus loin une observation de ce genre très intéressante (obs. IV), dans laquelle la patiente, après avoir essayé en vain tous les traitements médicaux, supplia qu'on l'opérât. M. Richelot pratiqua alors le raccourcissement intra-abdominal des ligaments ronds qui amena un soulagement immédiat énorme, malgré l'existence d'un double rein flottant. Ce soulagement persiste encore actuellement, six mois après l'opération.

De ce qui précède il résulte que dans la très grande majorité des cas la rétrodéviation utérine est justiciable de l'intervention chirurgicale, à cause de l'insuffisance des différents moyens médicaux actuellement employés. D'ailleurs, grâce aux progrès de l'asepsie, l'opération, du moins telle que nous la proposons plus loin, est d'une innocuité à peu près complète; et c'est une raison de plus pour qu'on ne doive pas s'attarder longtemps à un traitement médical long, pénible, et trop souvent inefficace.

Dans le cours de cette étude nous laisserons absolument de côté la rétrodéviation compliquée d'annexite évidente, parce que dans ce cas l'annexite est la lésion principale, la lésion intéressante par conséquent, la rétrodéviation au contraire n'étant, en somme, qu'une complication secondaire, un épiphénomène sans importance.

Seule la rétrodéviation simple ou, du moins, ne s'accompagnant pas de lésions utéro-annexielles marquées, nous occupera. Nous n'avons pas ici à rechercher dans quelles conditions précises on observe cette affection, car cette recherche nous entraînerait beaucoup trop loin ; nous nous contenterons simplement de faire remarquer, avec notre éminent maître le Dr Richelot, que cette affection est surtout l'apanage des arthritiques et s'accompagne à peu près fatalement de la sclérose de l'appareil utéro-ovarien :

« Il y a des rétrodéviations utérines qui sont par elles-mêmes une maladie, une entité morbide ; dans lesquelles on voit l'utérus congestionné et scléreux éventuellement, mais non toujours atteint de métrite infectieuse — tomber en arrière par suite du relâchement de ses liens fibreux, sans qu'il y soit contraint par la moindre adhérence pubienne ou la moindre lésion des annexes. Ces rétrodéviations proprement dites simples, mobiles, qui peuvent exister chez les vierges aussi bien que chez les femmes devenues mères, appartiennent aux arthritiques nerveuses. A elles appartiennent la congestion, la sclérose utérine, le relâchement des tissus fibreux. Or, ces rétrodéviations causent des douleurs et d'autres phénomènes morbides qui leur sont propres, et qui dans un certain nombre de cas disparaissent par le seul fait du redressement. Il y a donc des utérus qu'il faut redresser (1). »

(1) Richelot. Traitement de la rétrodéviation utérine. *La Gynécologie*. Paris, 1900, t. V, p. 97.

2° — **Rétrodéviations de l'utérus gravide.**

Le traitement chirurgical des rétrodéviations de l'utérus gravide a été particulièrement bien étudié dans la remarquable thèse de notre excellent ami Harlay. Aussi nous contenterons-nous de résumer ici rapidement les principales idées contenues dans cette thèse.

Tout d'abord il faut distinguer, au point de vue des indications opératoires de la rétrodéviation de l'utérus gravide, les deux cas suivants :

A. — L'utérus *est mobile ou faiblement adhérent;*

B. — L'utérus *est complètement immobilisé par des adhérences.*

Nous laisserons absolument de côté les cas dans lesquels la rétrodéviation est la conséquence d'une tumeur utérine ou annexielle.

A. — L'utérus est mobile ou faiblement adhérent. — Dans ce cas, il est de règle que sous l'influence du développement de l'œuf l'utérus rétrodévié sorte peu à peu du cul-de-sac de Douglas, et se réduise spontanément ; la grossesse continue alors son cours normal. Il est évident que dans cette première hypothèse la seule conduite permise est la réduction manuelle de l'utérus toujours facile, et souvent même inutile, puisque le redressement spontané est la règle. Quelques auteurs ont conseillé d'appliquer alors un pesse pose pour éviter la récidive. Avec Harlay, nous proscrivons absolument l'emploi de cet appareil, d'abord parce qu'il ne remplit pas du tout ou tout au moins remplit mal le rôle qu'on lui demande;

ensuite, et surtout, parce qu'il fait l'office de corps étranger dans le vagin et, par conséquent, expose à l'avortement. Mieux vaut se contenter de surveiller rigoureusement la femme et de l'examiner fréquemment afin de pratiquer de nouveau immédiatement la réduction manuelle, dans le cas où la rétrodéviation se reproduirait.

B. — L'UTÉRUS EST COMPLÈTEMENT IMMOBILISÉ PAR DES ADHÉRENCES. — Exceptionnellement, comme dans quelques cas signalés par MM. Pinard et Varnier, les brides fibreuses se ramollissent et s'allongent; l'utérus fait alors son ascension dans la cavité abdominale, et la grossesse suit son cours. Presque toujours l'avortement se produit, et cela n'est pas sans danger pour la mère puisque Treub, dans un travail récent (1), a réuni 51 cas d'utérus gravide rétrofléchi dans lesquels la femme a succombé, soit qu'il y ait eu préalablement avortement, soit que l'avortement ne se soit pas produit. Les causes de mort qu'il faudrait alors invoquer seraient surtout, d'après Treub, la septicémie, l'anémie, l'épuisement et la rupture de la vessie.

Quoi qu'il en soit, on voit, d'après ce qui précède, que dans les cas où l'utérus gravide rétrofléchi est bien immobilisé par des adhérences le chirurgien a le droit, et même le devoir d'agir très vite. Quelle devra donc être sa ligne de conduite ?

« D'abord, dit Harlay, il faudra essayer, sous le chloroforme, après avoir vidé la vessie et le rectum, de rompre par le vagin les adhérences, et d'effectuer le redressement manuel. » Très souvent, dit cet auteur qui s'appuie sur

____

(1) TREUB. Des causes de mort dans l'incarcération de l'utérus gravide rétrofléchi. *Archives d'obstétrique*, 1892.

de nombreux faits précis, on réussira malgré l'existence d'adhérences solides lorsqu'on procédera avec beaucoup de méthode et de patience. Malheureusement quelquefois les tentatives faites seront infructueuses, et il ne restera plus alors qu'une seule ressource, l'intervention sanglante, c'est-à-dire la laparotomie avec rupture des adhérences utérines et réduction de la matrice. »

Grâce aux progrès de l'asepsie, cette opération est aujourd'hui relativement bénigne pour la mère, du moins lorsqu'on intervient avant l'apparition des accidents signalés plus haut; elle expose même peu à l'avortement. La statistique de Jacobs, qui porte sur 11 cas, est à ce point de vue particulièrement intéressante; 11 fois la mère guérit; 1 seule fois il y eut un avortement !

Dans sa thèse, Harlay prétend qu'après avoir détruit les adhérences utérines il suffit de réduire l'utérus sans s'occuper de le maintenir réduit : « Quant aux moyens de contention, dit-il, ils sont inutiles ; l'utérus délivré de toute adhérence se maintiendra redressé par suite de la tension que l'œuf exerce sur ses parois, et parce qu'il dépasse le plan du détroit supérieur. L'hystéropexie expose à des déchirures de la paroi utérine et à des hémorrhagies (1). »

Ici nous cessons d'être de l'avis de notre excellent ami Harlay. Certes, dans aucune des observations publiées, observations souvent très incomplètes d'ailleurs, on ne signale la reproduction de la rétrodéviation ; mais Jacobs lui-même, dans quelques cas, avoue qu'il redoutait cette reproduction. Pourquoi donc ne pas songer dans ces cas

____

(1) HARLAY. *Loc. cit.*

à assurer le maintien de l'utérus en position normale ?

L'hystéropexie assurément ne conviendrait guère à ce moment, car ce n'est pas sans danger qu'on passerait des fils à travers une paroi musculaire transformée en une véritable « éponge sanguine ». Mais pourquoi alors ne pas pratiquer le raccourcissement intra-abdominal des ligaments ronds ? L'opération n'en serait guère plus compliquée ; tout au plus serait-elle allongée de deux ou trois minutes, et l'on serait, cette fois, sûr de la persistance de la réduction de l'utérus.

CHAPITRE II

Étude critique des différents procédés de raccourcissement des ligaments ronds par la voie sus-pubienne.

Des travaux anciens et récents publiés sur les différents moyens de fixité de l'utérus, il résulte que les ligaments ronds sont bien les ligaments destinés à s'opposer à la chute de la matrice en arrière et à maintenir l'anté-version normale. Il était donc tout naturel, pour combattre la rétrodéviation, de songer à agir sur les ligaments ronds. Alquié (de Montpellier) le premier eut cette idée ; il la manifesta dans un mémoire qu'il présenta à l'Académie de médecine en 1850, et dans lequel il proposait, pour redresser l'utérus rétrofléchi, le raccourcissement extra-abdominal des ligaments ronds, opération qui ne devait d'ailleurs être pratiquée que trente ans plus tard par Alexander.

A partir de cette époque, les auteurs, oubliant, on ne sait pourquoi, le rôle capital joué par les ligaments ronds dans la statique utérine, songèrent, pour maintenir l'utérus rétrodévié en antéversion, à créer entre cet organe d'une part et la paroi abdominale ou le vagin d'autre part, des adhérences anormales. De là l'idée de deux nouvelles opéra-tions : l'hystéropexie abdominale et la vagino-fixation, qui furent longtemps en grande faveur et qui sont même encore actuellement pratiquées, la première du moins, par de nombreux chirurgiens.

Plus tard, certains auteurs eurent l'idée de s'adresser de nouveau aux ligaments pour combattre la rétrodéviation ; mais au lieu d'agir sur les ligaments ronds, les uns, avec Lawson Tait, Imlack et Delagénière (du Mans), préconisèrent et pratiquèrent le raccourcissement des ligaments larges ; d'autres, avec Kelly et Frommel (d'Erlangen), proposèrent le raccourcissement des ligaments utéro-sacrés.

Ce n'est que tout à fait récemment qu'on est revenu à l'ancienne idée d'Alquié, avec cette différence qu'on a fait porter le raccourcissement non plus sur la portion extra-abdominale, mais sur la portion intra-abdominale des ligaments ronds. A ce sujet, les noms de Wylie, Ruggi, Polk, Dudley et Mathews méritent particulièrement d'être retenus parmi les étrangers ; en France, c'est surtout à MM. Monprofit et Doléris que revient l'honneur d'avoir, les premiers, pratiqué et préconisé le raccourcissement intra-abdominal des ligaments ronds. C'est, de plus, ce dernier auteur qui, à notre avis, a eu le mérite d'indiquer le manuel opératoire à la fois le plus simple, le plus ingénieux et le plus rationnel.

Nous allons maintenant faire une étude critique rapide des principaux procédés qui ont été proposés pour raccourcir les ligaments ronds par la voie sus-pubienne.

Procédé de Wylie. — Ce procédé étant décrit par l'auteur lui-même, dans un article publié en mai 1889 (1), nous

(1) *American Journal of Obstetrics*, mai 1889.

ne pouvons mieux faire que de rapporter la traduction littérale de cet article, faite par Landron dans sa thèse (1) : « Il y a trois ans, à l'hôpital de Bellevue, je fis la laparotomie dans un cas de rétroversion avec adhérences ; les trompes et les ovaires étaient sains. Après avoir détruit les adhérences qui fixaient le fond de l'utérus en arrière, j'eus l'idée de raccourcir les ligaments ronds dans l'abdomen en les pinçant à la partie médiane, entre le pubis et la corne utérine. Attirant le ligament dans la plaie abdominale, je raclai d'abord sa partie interne de façon à détruire le revêtement péritonéal. Je passai alors trois fils de soie, ayant soin de prendre avec mon aiguille la plus grande épaisseur du ligament que je pouvais. De cette façon, le ligament replié se trouvait soudé intimement à lui-même. Je nouai mes ligatures sans pour cela couper ou blesser les tissus. Les deux ligaments ainsi raccourcis, le fond de l'utérus se trouvait solidement maintenu au-dessus de la vessie, près de la symphyse. Les ligatures n'étaient pas assez profondes pour blesser soit la vessie, soit l'uretère. Un pessaire de Sims fut mis en place pour maintenir l'utérus et je fermai la plaie abdominale. Le résultat fut bon et aujourd'hui l'utérus est en bonne position, sans pessaire. J'eus la chance de répéter l'opération plusieurs fois avec de bons résultats. »

Procédé de Monprofit. — La malade étant mise dans la position de Trendelenburg, l'auteur pratique sur la ligne médiane une incision qui mesure environ 10 à 12 centim. à partir du pubis. La peau, la ligne blanche aponévrotique

(1) LANDRON. Thèse Paris, 1900, p. 23.

et le péritoine sont successivement sectionnés. A ce moment
M. Monprofit place sa valve abdomino-vaginale qui,
tout en écartant largement la plaie abdominale, fait de
plus saillir intérieurement le vagin et permet ainsi de se
rendre compte d'un seul coup d'œil de l'état des organes
pelviens.

L'utérus rétrodévié est alors ramené en antéversion
normale, après rupture des adhérences qui pouvaient l'im-
mobiliser en position vicieuse, puis on s'occupe de traiter
les annexes s'il y a lieu. Si, par exemple, ces dernières sont
très malades, il ne faut pas hésiter à les enlever ; si, au
contraire, les lésions sont légères, on se borne à faire une
ablation partielle, ou même on se contente d'une simple
cautérisation.

Il s'agit maintenant de raccourcir les ligaments ronds.
Comme on va le voir, la pratique de Monprofit, quoique
ressemblant à celle de Wylie dans son ensemble, en diffère
cependant par quelques points de détails : « A l'aide d'une
aiguille de Hagedorn montée sur un porte-aiguille et munie
d'une soie moyenne, on traverse de dehors en dedans le
repli péritonéal qui entoure le ligament rond, immédiatement au-dessous de ce dernier et tout près du point où ce
ligament pénètre dans le canal inguinal, c'est-à-dire à sa
partie externe. La soie est ensuite passée de dedans en
dehors, au-dessous de la partie interne du ligament et à
2 centim. en moyenne de la corne utérine. Il est facile de
se rendre compte qu'en nouant au-dessous du ligament les
deux chefs du fil, on adossera les deux parties extrêmes
du ligament rond. On forme ainsi une anse plus ou moins
prononcée à convexité externe.

La même opération est répétée sur l'autre ligament (1). »

La plaie abdominale est ensuite fermée par trois séries de sutures étagées à la soie.

Comme on le voit, Monprofit néglige absolument l'avivement péritonéal préconisé par Wylie, qui prétend que sans cet avivement les deux extrémités de l'anse formée sur chaque ligament rond ne peuvent se souder sûrement.

Monprofit juge également inutile de pratiquer trois points de suture pour adosser complètement et dans toute son étendue les deux branches de l'anse. Il suffit, dit-il, de réunir, du moins dans la plupart des cas, les deux extrémités de cette anse.

Enfin, au lieu d'appliquer un pessaire aussitôt après l'opération, Monprofit se contente de placer un tampon de gaze iodoformée dans le vagin. Ce tampon est enlevé au bout d'une huitaine de jours, après avoir été renouvelé une ou plusieurs fois, dans le cas où il y aurait des pertes utérines plus ou moins abondantes.

Procédé de Ruggi. — Ce procédé, qui présente une analogie à peu près complète avec le précédent, n'en diffère que par la façon dont l'auteur maintient accolées les deux branches de l'anse formée pour le raccourcissement des ligaments ronds. Cette anse étant formée, Ruggi en réunit tout d'abord les deux extrémités au moyen d'un point de suture avec un catgut plutôt gros et suffisamment long pour permettre de faire un assez grand surjet. Il continue ensuite ce surjet vers le sommet de l'anse, de façon à adosser

(1) LAUCHON, Thèse Paris, 1900, p. 26.

complètement ses deux branches, puis, pour parfaire cet adossement, une fois arrivé au sommet de l'anse, il revient vers ses deux extrémités, c'est-à-dire à son point de départ où il termine son surjet.

Procédé de Bode. — Nous passerons rapidement sur ce procédé qui ressemble absolument aux deux précédents, avec cette différence que l'auteur se contente de suturer la base de l'anse externe qu'il forme au niveau de chaque ligament rond pour le raccourcir. Il passe un fil dans l'épaisseur du ligament, près du pubis et près de l'utérus; il noue ce fil, puis il le repasse dans les cornes utérines et le renoue une seconde fois.

Procédé de Dudley et Marcel Baudouin. — Le ventre étant ouvert assez largement par une incision de 10 à 12 centim. et l'intestin étant bien récliné et protégé par de grandes compresses stérilisées, on s'occupe tout d'abord de détacher les adhérences utérines, s'il y en a, et de ramener la matrice en position normale. Celle-ci étant alors maintenue par un aide, le chirurgien pratique sur la face antérieure de l'utérus, et de chaque côté de la ligne médiane, une bandelette d'avivement large d'environ 1 centim., partant en haut de la corne utérine, au niveau de l'insertion du ligament rond, et se dirigeant en bas et en dedans pour se terminer en s'adossant à celle de l'autre côté, un peu au-dessus du cul-de-sac vésico-utérin. Pour créer ces surfaces d'avivement, il n'est nullement nécessaire d'enlever avec la séreuse péritonéale une certaine épaisseur de tissu musculaire; il suffit simplement de

gratter doucement, avec le tranchant du bistouri, la surface
de la matrice jusqu'à ce que celle-ci saigne légèrement,
ou même perde simplement son aspect poli dû au revêtement séreux.

Dudley incise ensuite le péritoine dans une étendue
de 3 à 4 centim. environ, sur la saillie que forment les
ligaments ronds, au niveau de leur partie interne. Il
soulève alors ces ligaments en dehors de la plaie péritonéale, referme par un surjet au catgut cette plaie, puis
applique de chaque côté de la ligne médiane, et dans
toute l'étendue des surfaces d'avivement, la portion
libérée des ligaments ronds contre la face antérieure de
l'utérus. Un surjet, ou, si le chirurgien préfère, plusieurs
points séparés, assurent l'adhérence des surfaces cruentées
mises en contact. Pour parfaire cette adhérence, Dudley
conseille en outre de réunir l'un à l'autre les deux ligaments ronds par un ou plusieurs points de suture un peu
au-dessus du cul-de-sac vésico-utérin, c'est-à-dire au
niveau du point où ils sont contigus.

Le procédé de Marcel Baudouin, décrit à part par
quelques auteurs, n'est en somme que le procédé précédent,
très légèrement modifié. Baudouin estime qu'il est préférable, mais non indispensable d'isoler les ligaments ronds de
leurs replis péritonéaux ; en revanche, il juge tout à fait
inutile d'aviver la surface antérieure de l'utérus. « C'est là,
dit-il, une complication qui a le double inconvénient de ne
servir à rien et d'allonger une opération qui doit justement
être aussi simple et aussi rapide que possible. »

Procédé de Polk. — Le ventre étant ouvert largement,

l'utérus est ramené en position normale et confié à un aide qui, soit avec une pince à traction appropriée, soit avec la main, le maintient dans cette position. Le chirurgien isole alors les ligaments ronds de la séreuse péritonéale, sur une étendue de 3 à 4 centim., au niveau de leur partie moyenne et referme par un surjet au catgut la séreuse au-dessous de la portion ligamenteuse dénudée. Au moyen de deux ou trois points isolés, remplacés, si l'on préfère, par un petit surjet, on adosse les ligaments l'un à l'autre, au niveau de leur partie libérée. Le résultat définitif de l'opération est la formation d'un X ligamenteux, et un raccourcissement des ligaments ronds d'autant plus marqué que la ligne d'adossement de ceux-ci est plus considérable.

Procédé de Mathew D. Mann (1895). — Ce procédé a pour but de raccourcir les ligaments ronds à la fois dans leur portion externe et dans leur portion interne. Voici comment l'auteur conseille d'agir : l'utérus réduit, étant confié à un aide, le chirurgien saisit chaque ligament rond avec deux pinces à forcipressure, de façon à diviser ce ligament en trois parties égales. Les deux parties extrêmes, c'est-à-dire l'externe et l'interne seules, participeront au raccourcissement ; la partie médiane restera intacte. Pour raccourcir le tiers interne on passe un fil dans la corne utérine et dans le ligament rond, en dehors de la 1re pince ; le tiers externe est raccourci de la même manière, grâce à un fil passant d'une part en dedans de la 2e pince à travers le ligament, d'autre part dans la paroi abdominale au niveau du point où le ligament rond pénètre dans le canal inguinal.

Nous n'avons jusqu'ici passé en revue, dans notre description, que les différents procédés qui raccourcissent les ligaments ronds par simple plissement, avec ou sans accolement entre eux, ou à la face antérieure de l'utérus ; il nous reste maintenant à étudier les principales méthodes proposées pour le raccourcissement par inclusion pariétale des ligaments ronds. Nous énumérerons d'abord ces différentes méthodes ; nous montrerons ensuite les grands avantages qu'elles présentent sur celles que nous venons de décrire.

On a beaucoup discuté au sujet de la priorité de la fixation abdominale des ligaments ronds. Les uns prétendent qu'il faut considérer Olshausen et Saenger comme les véritables inventeurs de cette méthode ; d'autres, au contraire, et ils constituent la majorité, affirment que c'est Ch. Beck qui, le premier, eut l'idée de pratiquer l'inclusion pariétale des ligaments ronds. Il y a là, suivant nous, une grande injustice commise aux détriments d'un auteur français, le Dr Doléris, qui, comme nous le verrons tout à l'heure, a certainement eu le mérite de faire, le premier, l'opération dont la paternité est attribuée à Beck. C'est donc en réalité par le procédé de M. Doléris que nous devrions commencer ; mais nous préférons, au contraire, terminer par lui pour bien montrer sa supériorité sur les autres méthodes analogues.

Procédé de Charles Beck. — La malade étant placée sur le plan incliné, on fait une laparotomie sus-pubienne. L'utérus, après avoir été libéré de ses adhérences si celles-ci existent, est ramené en position normale, et les annexes sont traitées comme il convient. L'auteur saisit alors avec une pince l'un des ligaments ronds à 2 ou 3 centim. de l'utérus, et isole sur une très petite étendue ce ligament de la séreuse péritonéale qu'il referme soigneusement par un surjet au catgut. L'anse ligamenteuse dénudée est ensuite attirée dans la plaie abdominale, et on réunit successivement au-dessous d'elle le péritoine et la ligne blanche à ce niveau très résistants. Au moment de la suture de la peau on traverse le ligament rond avec un ou plusieurs fils cutanés, de manière à l'incliner dans l'épaisseur même du derme.

Grâce à cette opération, l'utérus se trouve solidement fixé en antéversion. Il existe en même temps un peu de latéroversion ; mais cette latéroversion, d'après Beck, n'aurait aucune importance.

Procédé d'Olshausen-Sænger. — Suivant certains auteurs, en particulier suivant Delagénière (1), ce procédé serait notablement antérieur au précédent dont il différerait à un double point de vue : d'abord le raccourcissement porterait à la fois sur les deux ligaments ronds ; ensuite les sutures prendraient du côté de l'utérus non seulement les ligaments ronds, mais encore le bord interne des ligaments larges. Voici d'ailleurs le manuel opératoire indiqué par Delagénière : « L'aiguille est passée d'abord le long de l'utérus autour du ligament rond ; puis, elle est enfoncée à quelques centimètres en dehors dans la paroi abdominale, mais en dedans de l'artère épigastrique dont on a reconnu la présence avec

(1) DELAGÉNIÈRE. *Chirurgie de l'utérus, loco cit.*

le doigt. Les deux chefs du fil fixateur sont ainsi passés successivement à travers la paroi sur laquelle on les lie l'un à l'autre. Au-dessous du premier fil fixateur, on en place deux autres, toujours à l'extrémité des anses utérines, à la naissance des ligaments ronds. La paroi abdominale est refermée ensuite comme d'habitude. »

Procédé de Spinelli (de Naples). — Le ventre étant ouvert, l'utérus est réduit en antéversion et confié à un aide. L'auteur dépouille alors entièrement les ligaments ronds de la séreuse péritonéale, les sectionne à 4 ou 5 centim. de l'utérus et les réunit en un seul cordon qu'il attache très haut à la plaie abdominale pour amarrer solidement l'utérus. Quoi qu'en dise Spinelli, qui réclame la priorité en faveur de son procédé, ce procédé est non seulement postérieur à celui de Doléris, le premier en date, à notre avis, mais encore à ceux de Ch. Beck et d'Olshausen-Sænger.

Procédé de M. Doléris. — Nous croyons avoir parcouru presque tous les travaux parus sur le traitement des rétro-déviations utérines par le raccourcissement des ligaments ronds, et ce n'est pas sans un profond étonnement que nous avons constaté, dans la plupart de ces travaux, l'omission involontaire, nous l'espérons, du nom de M. Doléris. C'est ainsi que M. Delagénière, dans son excellent ouvrage sur la chirurgie de l'utérus, décrit d'une façon très précise et très détaillée les principales méthodes chirurgicales proposées pour le traitement des rétrodéviations utérines, mais en oublie une : celle justement de M. Doléris qui est, à notre avis, la meilleure et la plus simple, et qui a, de plus, le mérite d'être la première en date de celles de son espèce. En effet, ce n'est qu'en 1897 que Ch. Beck a publié le manuel opératoire de son procédé, tandis que c'est en 1889, le 31 janvier, que M. Doléris pratiquait pour la première fois l'inclusion des ligaments ronds dans la plaie abdominale.

Nous allons maintenant décrire avec quelques détails le manuel opératoire employé par l'éminent gynécologiste de l'hôpital Boucicaut jusqu'à ces derniers temps ; nous indiquerons ensuite les quelques modifications que M. Doléris a apportées tout récemment à sa méthode. Ces modifications sont encore inédites, et nous remercions vivement l'auteur d'avoir bien voulu nous faire l'honneur de nous les communiquer.

D'après P. Fumey (1) le procédé opératoire, préconisé et mis en pratique par M. Doléris, peut être divisé en quatre temps.

Premier temps : Ouverture de l'abdomen ;

Deuxième temps : Reconnaissance et libération de l'utérus ;

Troisième temps : Reconnaissance et saisie des ligaments ronds ;

Quatrième temps : Fixation des ligaments ronds dans l'angle inférieur de la plaie. Fermeture de l'abdomen.

Premier temps. — *Ouverture de l'abdomen*. La malade étant anesthésiée et les précautions d'usage étant prises, on fait sur la ligne médiane une incision de 8 à 10 centim. qui, de la partie moyenne du pubis, se dirige verticale-

(1) Fumey. Th. Paris, 1900.

ment en haut vers l'ombilic. La peau, le tissu cellulaire, la ligne blanche, très épaisse et très résistante à ce niveau, et le péritoine sont successivement incisés.

DEUXIÈME TEMPS. — *Reconnaissance et libération de l'utérus.* Pendant qu'un aide écarte vigoureusement les lèvres de la plaie et qu'un autre relève soigneusement la masse intestinale, qui se récline d'elle-même si l'on a préalablement placé la malade dans la position de Trendelenburg, le chirurgien introduit la main ou simplement l'index et le médius dans le cul-de-sac de Douglas. Le fond de l'utérus étant reconnu et les adhérences détruites, on ramène la matrice en antéversion normale en la saisissant au moyen d'une pince tire-balle, et on traite les annexes, quand elles sont malades, comme il convient.

TROISIÈME TEMPS. — *Reconnaissance et saisie des ligaments ronds.* Les ligaments ronds ne sont facilement reconnus qu'à 4 ou 5 centim. de l'utérus, car auparavant leurs fibres sont éparpillées, tandis qu'à ce niveau ils sont constitués par un cordon unique blanchâtre nettement saillant sous la séreuse péritonéale, et aisément appréciable. C'est en ce point que le chirurgien doit les saisir afin de les attirer au dehors. Pour cela, après les avoir bien reconnus, après s'être assuré en particulier qu'il ne s'agit pas des trompes, faciles à distinguer par leur élargissement au niveau du pavillon et leur situation plus postérieure, il passe au-dessous de chacun d'eux, au moyen d'une aiguille courbe, une anse de fort fil de soie ou de gros catgut. Grâce à cette anse, les ligaments ronds sont faciements attirés en dehors de l'abdomen et accolés pour ainsi dire à l'angle inférieur de la plaie abdominale. La portion externe des ligaments ronds, habituellement très atrophiée dans les rétrodéviations utérines, se trouve ainsi notablement raccourcie ; s'il est nécessaire, on peut encore la raccourcir davantage par résection d'une plus ou moins grande partie de leur longueur.

Quatrième temps. — *Fixation des ligaments ronds dans l'angle inférieur de la plaie. Fermeture de l'abdomen.* M. Doléris commence tout d'abord par fixer solidement les ligaments ronds aux parties fibreuses pré-pubiennes, au moyen de deux ou trois gros catguts traversant à la fois ces parties fibreuses et les ligaments ronds. Ce n'est qu'après avoir ainsi bien fixé ces ligaments dans l'angle inférieur de la plaie, que l'auteur s'occupe de refermer celle-ci. L'ouverture péritonéale est fermée, suivant l'usage, par un surjet ou par des points séparés traversant inférieurement les ligaments ronds. Ceux-ci sont encore repris au moment de la suture aponévrotique. Enfin on place les crins cutanés. « De cette façon, dit P. Fumey dans sa thèse, on a substitué à l'insertion inguino-pubienne des ligaments devenue insuffisante par les tiraillements prolongés qu'elle a subis, une insertion solide, capable de maintenir l'utérus en bonne position. La suture aux tissus fibreux des pubis assure la solidité de cette inclusion (1). »

Ajoutons que pendant les deux mois qui suivent l'intervention, M. Doléris applique un pessaire de Hodge à ses opérées.

Nouveau procédé de M. Doléris (inédit). — Premier temps. — *Ouverture de l'abdomen.* Même incision cutanée que

(1) Fumey. Thèse Paris, 1900, p. 54.

précédemment ; seulement, en l'approfondissant couche par couche, l'auteur a soin de respecter la ligne blanche à sa partie inférieure dans une hauteur d'environ 2 centim. à partir du pubis.

Deuxième temps. — *Reconnaissance, libération et réduction de l'utérus.* Se fait comme dans l'ancien procédé.

Troisième temps. — La *reconnaissance et la saisie des ligaments ronds* se fait comme tout à l'heure ; mais à ce moment, M. Doléris pratique, au moyen du bistouri, de chaque côté de la ligne médiane, et au niveau de la bandelette fibreuse qu'il a laissée intentionnellement, un petit orifice traversant à la fois le péritoine, les muscles et leur aponévrose. Cet orifice est juste suffisant pour permettre de chaque côté le passage du ligament rond correspondant soulevé par un fil de soie ou de catgut.

Quatrième temps. — *Fixation des ligaments ronds dans la plaie. Fermeture de l'abdomen.* Tout d'abord on accole solidement l'un à l'autre au moyen de deux ou trois gros catguts les anses ligamenteuses passées à travers les orifices fibreux. On suture ensuite les plans péritonéaux et musculo-aponévrotiques suivant l'usage, et on termine par la suture cutanée. A ce moment, M. Doléris conseille de reprendre encore avec deux crins les anses ligamenteuses qui se trouvent ainsi incluses dans le derme.

Grâce à ce quatrième temps, les ligaments ronds se trouvent solidement fixés d'une double façon :

1° Par leur accolement intime l'un à l'autre au-devant d'un solide pont fibreux très résistant auquel ils se trouvent ainsi tous deux amarrés très solidement ;

2° Par leur inclusion dans le derme.

Notre excellent maître, M. le Dr Richelot, pratique depuis déjà deux ans, dans son service de l'hôpital Saint-Louis, le premier procédé de M. Doléris, auquel il a apporté les quelques modifications suivantes :

PREMIER TEMPS. — *Ouverture de l'abdomen*. Ne présente rien de particulier.

DEUXIÈME TEMPS. — *Reconnaissance et réduction de l'utérus*. Après avoir détruit les adhérences de la matrice si elles existent, M. Richelot saisit le fond de l'utérus non pas avec une pince, mais simplement avec la main garnie ou non d'une compresse stérilisée.

TROISIÈME TEMPS. — *Reconnaissance et saisie des ligaments ronds*. La réduction étant pratiquée et le fond de l'utérus confié à un aide, le chirurgien reconnaît les ligaments ronds et saisit chacun d'eux non pas avec un fil, mais avec une pince hémostatique à 2 ou 3 centim. seulement du fond de l'utérus.

QUATRIÈME TEMPS. — *Inclusion des ligaments, fermeture du ventre*. Les anses ligamenteuses déterminées par la traction des pinces hémostatiques sont incluses dans l'extrémité inférieure de la plaie abdominale au moyen de deux ou trois catguts n° 3 prenant à la fois le péritoine et les plans musculo-aponévrotiques.

Le ventre est ensuite fermé suivant l'usage, c'est-à-dire par un seul surjet au catgut n° 3 affrontant d'abord le péritoine, et sur un plan plus superficiel les muscles et leur aponévrose. Les lèvres cutanées sont suturées aux crins de Florence.

Tels sont les nombreux procédés qui ont été proposés pour pratiquer le raccourcissement des ligaments ronds par la voie sus-pubienne. Nous n'avons certes pas le temps de faire ici une étude critique détaillée de chacun de ces procédés ; nous nous contenterons donc d'indiquer rapidement les principales raisons pour lesquelles le raccourcissement par inclusion pariétale suivant les méthodes de Beck, Doléris, nous paraît très supérieur au raccourcissement par plicature intra-abdominale des ligaments ronds suivant l'une quelconque des méthodes de Wylie, Monprofit, Ruggi, Polk, etc.

D'abord les procédés de ces derniers auteurs ont le grave inconvénient de conserver l'insertion inguino-pubienne des ligaments ronds, insertion très mauvaise parce qu'elle se fait en grande partie à des parties molles dépourvues de résistance.

Ensuite, ces procédés raccourcissent justement la partie la plus résistante des ligaments ronds et conservent la portion externe de ces ligaments, portion d'attache déjà très faible naturellement, mais bien plus faible encore dans le cas de rétrodéviation, par suite des tiraillements auxquels elle a été soumise. Il est vrai que dans certains procédés l'anse de fil qui traverse d'une part le ligament rond, près de la corne utérine, traverse d'autre part non seulement le ligament rond dans sa partie externe, mais encore à ce même niveau la paroi abdominale qui devient ainsi un point d'appui très résistant. Dans ce cas sans doute, la portion affaiblie des ligaments ronds est supprimée, et l'utérus doit être solidement maintenu ; mais cet organe se trouve alors directement appliqué contre la paroi abdominale et nous ne voyons pas pourquoi on ne ferait pas plus simplement une hystéropexie.

Les différents procédés qui raccourcissent les ligaments ronds par l'inclusion pariétale de la portion interne de ces ligaments n'ont évidemment pas les deux graves inconvénients que nous venons de signaler.

D'abord l'insertion inguino-pubienne insuffisante, comme nous l'avons vu plus haut, est, de fait, supprimée et remplacée par une nouvelle insertion très solide, puisque le point d'appui principal de cette insertion est la ligne blanche, très épaisse et très résistante dans sa partie inférieure.

Ensuite la seule portion des ligaments ronds utilisée pour le maintien de l'utérus, est la portion interne qui est précisément la partie ligamenteuse de beaucoup la plus solide.

Les différents procédés de Beck et Doléris, sur lesquels nous avons d'ailleurs particulièrement insisté, sont donc, à notre avis, très supérieurs aux procédés multiples de raccourcissement des ligaments ronds par simple plicature. Le dernier procédé de M. Doléris, procédé inédit que l'auteur a eu l'obligeance de nous communiquer, nous paraît tout particulièrement séduisant, et nous le croyons appelé d'ici peu à une très grande vogue.

CHAPITRE III

**Supériorité du raccourcissement intra-abdominal des liga-
ments ronds par la voie sus-pubienne sur les autres traitements chirurgicaux des rétrodéviations.**

Nous n'avons pas l'intention de faire ici une étude critique détaillée de toutes les opérations qui ont été proposées en dehors de celles que nous venons de décrire au chapitre précédent contre les rétrodéviations utérines. Une pareille étude nous entraînerait trop loin, en même temps qu'elle nous ferait sortir du cadre que nous nous sommes imposé. Nous nous contenterons donc simplement, dans ce chapitre, de montrer les avantages que présente le raccourcissement intra-abdominal des ligaments ronds sur les principales autres interventions proposées dans le même but.

Ces interventions peuvent être divisées en deux catégories :

Dans une première catégorie, on range les procédés qui fixent directement l'utérus réduit soit à la paroi abdominale, soit au vagin. Ces procédés sont au nombre de deux : l'hystéropexie abdominale et la vagino-fixation.

A la deuxième catégorie appartiennent les procédés, très nombreux, de fixation indirecte de l'utérus.

Ces procédés sont les suivants :

Le raccourcissement extra-abdominal des ligaments ronds, décrit sous le nom d'opération d'Alquié-Alexander;

Le raccourcissement intra-abdominal des ligaments ronds par la voie vaginale;

Le raccourcissement des ligaments larges;

Le raccourcissement des ligaments utéro-sacrés par la voie haute ou par la voie basse.

Hystéropexie abdominale. — L'hystéropexie abdominale, très en faveur il y a quelques années, tend aujourd'hui à être abandonnée par un grand nombre de chirurgiens pour les raisons suivantes :

D'abord, elle substitue à une position anormale de la matrice une autre position anormale qui ne vaut pas mieux. L'utérus rétrodévié comprimait le rectum; ramené en antéversion forcée et soudé à la paroi abdominale antérieure, il comprime la vessie.

Ensuite, les douleurs auxquelles donnait lieu la rétro-déviation (douleurs lombaires, douleurs de bas-ventre avec irradiation vers le périnée et les cuisses, etc.) disparaissent peut-être en général après l'hystéropexie, mais alors elles sont souvent remplacées par des tiraillements fort pénibles siégeant au niveau de la cicatrice abdominale. Ces tiraillements sont quelquefois tels qu'ils peuvent obliger, dans certains cas, exceptionnels d'ailleurs, à pratiquer une seconde intervention pour détacher les adhérences qu'on avait cherché à créer dans une première. Landron (1) rapporte à ce sujet une observation particulièrement intéressante, dans laquelle M. Monprofit

(1) LANDRON. Th. Paris, 1900, p. 31.

(d'Angers) fut contraint de faire une hystérectomie vaginale chez une femme préalablement hystéropexiée et souffrant atrocement au niveau des adhérences utéro-abdominales.

Enfin, dans quelques cas ces adhérences se relâchent, s'allongent démesurément, et outre qu'elles exposent alors à une récidive, constituent de plus, comme l'a fait remarquer M. Segond (1), d'excellents agents d'étranglement intestinal.

Ce n'est pas tout : nous n'avons jusqu'ici considéré l'utérus hystéropexié qu'à l'état de vacuité ; que va-t-il donc se passer si une grossesse survient ? Les statistiques publiées récemment à ce sujet sont particulièrement concluantes et indiquent une prédisposition toute spéciale aux avortements, aux présentations anormales, aux insertions vicieuses du placenta et aux accidents de la période du travail.

Voyons, par exemple, les statistiques imposantes rapportées par le Dr Noble, en collaboration avec son élève le Dr Nassau, dans l'*American Journal of Obstetrics* de 1897, p. 140.

1° Sur 1,006 cas d'hystéropexie abdominale pratiqués en Amérique, dans 198 il y a eu en même temps castration double ; dans 808, l'un au moins des ovaires a été respecté. Ces 808 cas ont donné 56 grossesses qui ont évolué de la façon suivante :

Avortements...................... 6
Forceps........ 3

(1) SEGOND. *Société d'obst., de gyn. et de pédiatrie de Paris*, 3 mars 1899.

Rétention placentaire.............. 2
Opération de Porro................ 1 mort.
Septicémie (œuf mort)............. 1 mort.
Accident gravito-cardiaque (travail long) 1 mort.
Vomissement incurable............. 1
Accouchements normaux à terme ou
    près du terme..................... 34
Femmes non suivies............... 7

2° En Europe, sur 175 cas de grossesse survenue après l'hystéropexie abdominale ayant laissé cependant libre presque toujours le fond de l'utérus, on observa les faits suivants :

Avortements........................ 17
Travail prématuré.................. 7
Extractions artificielles...... 2
Forceps 8
Versions........................... 5
Césariennes 3
Accouchements normaux........,......... 123

Parmi les 18 cas dans lesquels le chirurgien dut intervenir, 3 fois la mère succomba.

En résumé, l'hystéropexie abdominale, même lorsqu'elle laisse libre le fond de l'utérus, est une opération très mauvaise au point de vue obstétrical, parce qu'elle présente les deux principaux inconvénients suivants :

1° Elle expose aux avortements en empêchant la partie antérieure de l'utérus de se développer ;

2° Elle expose aux présentations vicieuses et gêne la pénétration de la tête fœtale dans le bassin au moment de l'accouchement, à cause du défaut d'abaissement et d'antéversion du segment cervical sus-vaginal de l'utérus adhérant à la paroi abdominale.

Vagino-fixation. — Cette opération a tout d'abord le grave défaut d'être généralement aveugle, très difficile et quelquefois même impossible dans le cas d'adhérences trop intimes ou de vagin trop étroit. Aussi a-t-elle été maintes fois suivie d'accidents, même lorsqu'elle a été pratiquée par les maîtres les plus habiles. La perforation vésicale, la blessure des uretères ont été particulièrement signalées.

Ajoutons que, comme l'hystéropexie, la vagino-fixation substitue à une position vicieuse, la rétrodéviation, une autre position vicieuse qui est ici une antéversion absolument forcée.

Enfin, au point de vue obstétrical la vagino-fixation a donné lieu aux mêmes accidents que l'hystéropexie abdominale, avec cette différence que les accidents observés ont été encore relativement beaucoup plus fréquents, comme nous le verrons tout à l'heure au chapitre VII. Nous n'insisterons pas davantage sur la vagino-fixation ; ce qui précède suffit largement pour expliquer le juste discrédit dans lequel est tombée aujourd'hui cette opération après un court moment de vogue.

Opération d'Alquié-Alexander. Raccourcissement extra-abdominal des ligaments ronds. — Cette opération présente en quelque sorte des avantages et des inconvénients absolument opposés à ceux de l'hystéropexie abdominale. C'est ainsi que, contrairement à cette dernière intervention, l'opération d'Alquié-Alexander substitue à la rétrodéviation, position vicieuse, une antéversion essentiellement normale ; d'autre part, comme elle ne lèse pas l'utérus, elle ne s'accompagne jamais de tiraillements douloureux ; enfin elle n'expose pas, comme l'hystéropexie abdominale, à l'étranglement intestinal en créant des brides cicatricielles plus ou moins nombreuses. Mais c'est surtout au point de vue de la grossesse que l'opération d'Alexander nous paraît particulièrement avantageuse, car en maintenant la matrice dans une position essentiellement physiologique, par l'intermédiaire des ligaments ronds, elle ne s'oppose nullement au développement de l'utérus gravide, et n'expose pas aux présentations vicieuses ou à un travail prolongé. La statistique personnelle du Dr Doléris est, à ce sujet, tout à fait concluante : sur 35 femmes ayant subi l'opération d'Alexander et étant devenues enceintes, aucune d'elles n'a présenté avant ou pendant l'accouchement le moindre accident qui pût être imputable à l'intervention antérieurement subie.

En revanche, le raccourcissement extra-abdominal des ligaments ronds présente un inconvénient suffisamment grave à lui seul pour faire rejeter cette intervention, malgré les avantages que nous venons d'énumérer. En effet, l'opération d'Alexander, contrairement à l'hystéropexie, est une opération aveugle puisqu'elle se contente, pour réduire l'utérus, de tirer sur la portion extra-abdominale des ligaments ronds mise à nu par une incision au niveau du canal inguinal. Or, le ventre n'étant pas ouvert, il est impossible de se rendre compte de l'état des annexes fréquemment malades et qui ont besoin d'être traitées ; il est également impossible de se rendre compte de l'existence des adhérences utéro-rectales quelquefois très intimes malgré une mobilité utérine apparente, et qu'il faut absolument rompre, si l'on veut obtenir une réduction vraie et non pas une pseudo-réduction. Ceci explique les récidives nombreuses de la rétrodéviation après l'opération d'Alexander ; et c'est pourquoi cette intervention, également très en vogue autrefois, n'est plus guère pratiquée aujourd'hui que comme pis-aller dans les cas tout à fait exceptionnels où la malade consent bien à être opérée, mais à la condition qu'on ne lui ouvre pas le ventre.

Raccourcissement intra-abdominal des ligaments ronds par la voie vaginale (opération de Bode et Wertheim). — Nous n'insisterons pas beaucoup sur cette intervention qui présente la plupart des inconvénients de la vagino-fixation et qui, comme cette dernière, est impossible lorsque l'utérus rétrodévié est immobilisé solidement. En tout cas, elle est presque toujours très difficile, très délicate et très dangereuse puisqu'elle expose à la blessure de la vessie et des uretères. Tout au plus cette intervention a-t-elle l'avantage de placer l'utérus dans une antéversion moins forcée que la vagino-fixation ; par conséquent, d'exposer un peu moins aux avortements et aux présentations vicieuses.

Raccourcissement des ligaments larges. — Cette opération a été surtout préconisée à l'étranger par Lawson Tait et Imlack (du Mans) :

Lawson Tait conseillait de plisser le bord supérieur et interne du ligament large. Imlack, au contraire, conseillait surtout d'agir sur le bord externe du ligament large. En France, Delagénière a repris et essayé de vulgariser, en le modifiant légèrement, le procédé de Lawson Tait. Mais ce procédé n'est jamais entré dans la chirurgie courante ; tout au plus quelques auteurs, comme M. Hartmann, l'ont-ils pratiqué et conseillé en même temps que le raccourcissement intra-abdominal des ligaments ronds pour assurer l'efficacité de cette dernière opération.

Pour notre part, nous sommes assez de l'avis de Landron, lorsqu'il écrit dans sa thèse (1) « qu'en voulant agir sur les ligaments larges pour maintenir l'utérus réduit en antéversion, les auteurs se trompent absolument sur la destination physiologique de ces ligaments. Si l'on considère en effet leur faiblesse relative, leur laxité et leur grande mobilité, on s'aperçoit qu'ils n'ont nullement pour but de contribuer à la fixité utérine. Les travaux de Mme Boivin, de Jarjavay et du professeur Farabeuf ont prouvé, au contraire, que les ligaments larges servaient surtout de soutien aux deux grandes voies vasculaires qui aboutissent à l'utérus ou qui en partent ». D'ailleurs, ces derniers ligaments ayant une direction transversale, pourraient peut-être à la rigueur empêcher une déviation latérale; ils ne pourraient, en tous cas, s'opposer efficacement à une chute de l'utérus en arrière, même après leur raccourcissement pratiqué suivant la méthode de Lawson Tait et d'Imlack.

Raccourcissement des ligaments utéro-sacrés. — Le raccourcissement des ligaments utéro-sacrés par la voie abdominale (opération de Frommel) ou par la voie vaginale (opération de Gottschalk) a pour but d'attirer en haut et en arrière le col utérin, de façon à porter en haut et en avant le fond de la matrice.

(1) LANDRON. Thèse Paris, 1900.

Malheureusement, par suite de la flexion utérine souvent très accusée, le fond de l'utérus n'est pas forcément ramené en avant quand on attire le col en arrière. Au contraire, cette manœuvre ne fait souvent qu'exagérer la rétroflexion. Enfin comme le dit M. Delagénière dans son *Traité de la chirurgie de l'uterus*, « ce moyen de redressement est trop précaire pour que l'on puisse compter sur son efficacité définitive. Tout au plus pourrait-on y recourir comme moyen complémentaire, par exemple après avoir pratiqué l'hystéropexie pour prolapsus, ou le raccourcissement des ligaments ronds ».

En résumé, le raccourcissement intra-abdominal des ligaments ronds par la voie sus-pubienne, tel que nous l'avons préconisé au chapitre précédent, nous paraît infiniment supérieur aux différents procédés que nous venons d'énumérer, parce qu'il présente les avantages de ces procédés sans en avoir les inconvénients.

En effet, comme l'hystéropexie abdominale, le raccourcissement des ligaments ronds par la voie sus-pubienne a l'avantage d'être une opération à ciel ouvert qui permet de se rendre un compte exact de l'état des annexes et de détruire directement des adhérences utérines dont le diagnostic clinique est quelquefois malaisé. En revanche, comme nous le verrons tout à l'heure, elle n'a pas, comme l'hystéropexie abdominale, l'inconvénient d'exposer aux tiraillements douloureux consécutifs, à l'étranglement intestinal, à l'avortement, aux présentations vicieuses et aux accidents de la période du travail. A ce point de vue, elle présente les mêmes avantages que l'opération d'Alexander dont elle diffère cependant d'abord parce que c'est une opération à ciel ouvert et non aveugle, ensuite parce qu'elle agit sur la portion interne des ligaments ronds véritablement très solide, et non sur la portion externe de ces ligaments, effilochée et prête à se rompre.

CHAPITRE IV

Indication de la cunéo-hystérectomie comme opération complémentaire du raccourcissement des ligaments ronds dans certains cas de rétrodéviations utérines difficiles à maintenir.

Nous avons vu au chapitre Ier, que d'après notre maître, le Dr Richelot, la rétrodéviation utérine proprement dite, c'est-à-dire simple, sans lésions annexielles bien marquées, était caractérisée d'une part par le relâchement de tout l'appareil ligamenteux, d'autre part par des lésions utérines consistant presque toujours en lésions de sclérose et non pas, comme le prétendent certains auteurs, en lésions de métrite parenchymateuse. Nous nous garderons bien d'ailleurs d'insister davantage sur cette question si discutée d'anatomie pathologique ; nous nous contenterons simplement de signaler la théorie émise par notre éminent maître, renvoyant pour plus de détails à la thèse remarquable de notre ancien collègue Hepp (1).

Quoi qu'il en soit, ce fait étant admis que la rétrodéviation utérine s'accompagne à la fois de lésions de la matrice et du relâchement de l'appareil ligamenteux utéro-ovarien, est-il suffisant, pour assurer la réduction de l'utérus, de

_____

(1) HEPP, *Des scléroses utérines*. Th. Paris, 1893.

s'adresser simplement aux ligaments; d'agir, par exemple, soit sur les ligaments ronds seuls, soit à la fois sur les ligaments ronds ainsi que sur les ligaments larges ou les ligaments utéro-sacrés, comme le conseillent certains auteurs, en particulier le Dr Hartmann ? Telle est la question que nous allons discuter dans ce chapitre.

M. le Dr Doléris, dont l'autorité en pareille matière est certainement très considérable, a bien voulu nous donner très aimablement son avis à ce sujet. Or, suivant cet auteur, il n'est pas de rétrodéviation, quelle qu'elle soit, qui ne puisse être maintenue réduite par l'opération qu'il propose, c'est-à-dire par l'inclusion pariétale de la portion interne des ligaments ronds. On ne peut concevoir, dit M. Doléris, que cette portion interne très solide, fixée à la partie inférieure de la ligne blanche, très résistante à ce niveau, ne puisse suffire à empêcher la simple bascule en arrière d'un utérus rétrodévié ramené en position normale. D'ailleurs, dans aucune de ses observations personnelles, cet auteur n'a observé de récidive, même après une grossesse.

M. le Dr Richelot est un peu moins affirmatif. Il croit sans doute que dans la très grande majorité des cas le raccourcissement des ligaments ronds par la voie sus-pubienne, suivi de l'inclusion pariétale de ces ligaments, est suffisant pour assurer le maintien de la réduction; toutefois, dit-il, il se peut qu'il se présente exceptionnellement des cas dans lesquels l'utérus, mû comme par un ressort, ait une tendance irrésistible à reprendre sa position vicieuse, malgré le raccourcissement des ligaments ronds. Il faudrait alors songer à agir sur l'utérus lui-même.

Reed (1) en Amérique, Thirias (2) en Europe, furent les premiers à conseiller et à pratiquer la cunéo-hystérectomie dans les déviations de la matrice. Quelques années plus tard, en 1897, au XII° Congrès des sciences médicales de Moscou, Jonnesco préconisa à son tour cette opération combinée avec le raccourcissement intra-abdominal des ligaments ronds et la plicature des ligaments larges, dans le traitement des rétrodéviations utérines. A l'appui de son procédé, M. Jonnesco rapportait quatre observations personnelles qui semblaient absolument concluantes.

. Tout récemment enfin, M. Mauclaire a publié dans les *Annales de gynécologie* (3) un travail extrêmement approfondi et qui a eu un grand retentissement, sur le traitement des déviations utérines en général et des rétrodéviations en particulier. L'auteur conclut formellement que le chirurgien doit s'adresser non seulement à l'appareil ligamenteux, mais encore à l'utérus lui-même, toujours malade et habituellement sclérosé, s'il veut assurer d'une façon définitive la réduction de cet organe.

« L'excision cunéiforme, dit M. Mauclaire, doit être antérieure et postérieure et non simplement antérieure, car les deux parois utérines sont le plus souvent altérées toutes deux dans leur structure. C'est pour la même raison qu'elle doit être longitudinale. Cependant, elle pourrait être combinée à une résection transversale. Ce qu'il faut, c'est redresser l'utérus (4). »

A l'appui de son procédé, M. Mauclaire cite ce fait que

(1) REED. *Journal of the Americ. med. Assoc.*, 1892, p. 892.
(2) THIRIAS. *Congrès de Bruxelles*, 1892, in *Annales de gyn.*, 1892, p. 26.
(3) MAUCLAIRE. *Annales de gyn.*, février 1901.
(4) MAUCLAIRE. *Loco cit.*

dans les quelques rares opérations qu'il a pratiquées il a toujours vu l'utérus se maintenir parfaitement rectiligne, après l'excision cunéiforme. Or, dans l'une de ses observations l'utérus réduit avait une tendance telle à reprendre son ancienne position vicieuse qu'on eût dit que le corps était en quelque sorte attiré sur le col par un ressort situé au niveau de l'isthme.

Certes les observations, dans lesquelles la cunéo-hystérectomie a été pratiquée en même temps que le raccourcissement des ligaments ronds, sont trop peu nombreuses et de date encore trop récente pour nous permettre de conclure. Toutefois, il nous paraît résulter de l'imposant travail de M. Mauclaire qu'il existe certainement des cas de rétrodéviation avec tendance invincible au retour à la position vicieuse, dans lesquels il faut à la fois agir sur les ligaments de l'utérus et pratiquer la cunéo-hystérectomie. Cette dernière opération doit-elle être, en revanche, préconisée dans toutes les rétrodéviations, de propos délibéré et conjointement avec le raccourcissement des ligaments ronds ? Les faits jugeront; mais nous ne le croyons pas, et nous pensons au contraire, jusqu'à plus ample informé, que la cunéo-hystérectomie restera une opération plutôt rarement indiquée.

CHAPITRE V

Complications opératoires et post-opératoires.

Complications opératoires. — Ces complications sont tout à fait exceptionnelles quand il s'agit de rétrodéviations simples, c'est-à-dire sans une annexite bien marquée; elles sont, au contraire, relativement fréquentes lorsque les annexes sont très malades ; mais alors dans ce cas, comme nous l'avons déjà dit, la rétrodéviation n'est plus, pour ainsi dire, qu'une sorte d'épiphénomène sans importance et cesse dès lors de nous intéresser.

Quoi qu'il en soit, il nous est absolument impossible, d'après les statistiques publiées jusqu'aujourd'hui, d'établir la fréquence relative des accidents qui nous occupent, et cela pour une double raison : d'abord parce que ces accidents, vue la simplicité de l'acte opératoire même, sont tout à fait exceptionnels, et ensuite parce que les observations publiées avec quelques détails sont encore trop peu nombreuses. C'est pourquoi nous sommes réduit à décrire ici moins des complications opératoires véritablement réelles, c'est-à-dire ayant été signalées, que des complications simplement possibles.

A l'ouverture du ventre, au moment de l'incision du péritoine, il faut se garder d'inciser, en même temps que la séreuse, une anse intestinale. Cet accident est particulièrement à redouter lorsque la malade se contracte. En effet, les anses intestinales sont alors étroitement accolées au péritoine et si l'on ne prend soin d'inciser celui-ci tout doucement, par petits coups, et en dédolant, on peut blesser l'intestin soulevé quelquefois en même temps que le péritoine par la pince à griffes. Cet accident très rare a été cependant observé dans toutes les variétés de laparotomies pratiquées par les chirurgiens les plus habiles et les plus renommés. Nous ne l'avons trouvé signalé qu'une fois dans les diverses observations que nous avons pu parcourir (1), et nous pouvons même dire de suite, en passant, que cette complication opératoire est la seule que nous ayons rencontrée dans toutes les statistiques que nous avons pu nous procurer. La blessure accidentelle de l'intestin ne s'accompagne d'ailleurs pas fatalement de péritonite, comme on le croyait autrefois ; au contraire, la guérison est la règle à peu près absolue si le chirurgien, gardant son sang-froid, protège bien le péritoine contre les matières fécales qui peuvent s'écouler et, après avoir épongé ces matières, fait une suture intestinale soignée. Il faut alors continuer l'opération, comme si aucun accident n'était survenu.

La blessure de l'intestin est encore à la rigueur possible, soit au moment de la rupture des adhérences utéro-rectales, lorsque des adhérences intimes unissent l'utérus au rectum qui peut être alors déchiré, soit au moment de la fermeture du péritoine, lorsque la malade, se contractant, chasse une ou plusieurs anses intestinales en dehors de la cavité

(1) LANDRON. Thèse Paris, 1900, p. 64, obs. IV.

abdominale. Dans ce dernier cas, il faut alors prendre la précaution de suturer prudemment le péritoine au-dessus d'une compresse stérilisée qui protège l'intestin et qu'on retire peu à peu par la partie inférieure de la plaie abdominale au fur et à mesure que la suture s'achève.

Une faute qui peut être assez facilement commise, si l'on ne fait pas attention et surtout si on ne s'est donné que peu de jour, est celle qui consiste à prendre pour le ligament rond la trompe, et à inclure la partie externe de celle-ci dans la partie inférieure de la plaie abdominale. Les conséquences de cette erreur ne seraient d'ailleurs pas très fâcheuses si l'une des trompes au moins était respectée, car alors la fécondation ne serait pas supprimée ; seulement la fixité de l'utérus, amarré pour ainsi dire à la paroi abdominale par un seul de ses ligaments ronds, ne serait pas alors assurée d'une façon absolument certaine.

Landron, dans sa thèse, parle encore de la possibilité de la blessure accidentelle de la vessie, mais cette complication nous paraît aussi invraisemblable que l'ouverture accidentelle des vaisseaux iliaques, et dès lors nous ne perdrons pas notre temps à insister davantage.

Complications post-opératoires. — Les complications post-opératoires possibles à la suite du raccourcissement intra-abdominal des ligaments ronds par la voie sus-pubienne sont au nombre de trois principales :

La péritonite ;

L'étranglement interne ;

L'éventration.

Hâtons-nous d'ajouter d'ailleurs que ces complications

doivent être bien exceptionnelles, puisque nous n'en avons pas trouvé une seule signalée dans les différentes statistiques qui ont été publiées jusqu'à aujourd'hui.

Péritonite. — La péritonite est cependant considérée par les partisans de l'opération d'Alexander comme un desgros dangers que courent les malades dont on ouvre le ventre pour raccourcir les ligaments ronds. Cette objection eût certes été très plausible autrefois, alors que l'asepsie n'était pas encore rigoureusement appliquée ; elle n'a plus sa raison d'être aujourd'hui, car il est bien démontré maintenant que l'ouverture de la cavité péritonéale ne présente pas le moindre inconvénient, si l'on prend seulement la précaution d'être propre. Il reste toujours bien entendu que nous n'avons en vue ici que la rétro-déviation simple ; car dans le cas de rétrodéviation compliquée de salpingite suppurée il est évident que, malgré 'tous les soins aseptiques, la cavité péritonéale risque toujours d'être infectée par le pus qui peut s'échapper dans le ventre au moment de l'extirpation des annexes.

Occlusion intestinale. — Les partisans de l'Alexander reprochent également à l'opération que nous préconisons de créer au-devant de l'utérus une fossette profonde dans laquelle une anse intestinale peut s'engager comme elle le fait quelquefois dans l'une des fossettes péritonéales, et s'étrangler. L'étranglement intestinal, d'après les mêmes auteurs, peut d'ailleurs également se produire de la façon suivante : les surfaces cruentées déterminées par le décollement des adhérences utéro-rectales, ou par l'ablation des annexes, donnent lieu dans quelques cas à la formation de brides péritonéales qui peuvent constituer d'excellents agents d'étranglement.

Il est vraiment trop aisé de répondre à cette objection. En effet, le premier mécanisme invoqué pour expliquer la production possible de l'occlusion intestinale à la suite du raccourcissement intra-abdominal des ligaments ronds est tout à fait inadmissible pour plusieurs raisons. D'abord la fossette anté-utérine, limitée par les ligaments raccourcis, ne peut pas, à cause de ses dimensions relativement grandes, pincer une anse intestinale au point d'arrêter le cours des matières ; ensuite ses bords ne sont pas assez tranchants pour permettre l'étranglement par couture, comme celui qui se produit sur les brides péritonéales ; enfin, les parois de cette fossette, au lieu d'être fixes et rigides comme elles devraient être pour permettre en quelque sorte l'enclavement de l'intestin, sont au contraire très souples et très mobiles, puisque le raccourcissement des ligaments ne gêne en rien la mobilité même de l'utérus.

Le deuxième mécanisme invoqué est, il faut l'avouer, un peu plus sérieux. Toutefois il nous paraît très difficile, sinon impossible, que des brides fibreuses se forment au niveau de la face postérieure de l'utérus primitivement adhérente à la paroi rectale pour deux raisons : d'abord, parce qu'une fois réduite la matrice est beaucoup trop éloignée du rectum pour contracter avec cet organe de nouvelles adhérences ; ensuite, parce que les anses intestinales qui occupent le cul-de-sac de Douglas sont, pour ainsi dire, toujours en mouvement et ne peuvent, vu leur mobilité extrême, finir par se souder soit à la paroi antérieure du rectum, soit à la face postérieure de l'utérus, c'est-à-dire aux surfaces cruentées.

Éventration. — L'éventration, possible à la rigueur ici, comme dans toutes les laparotomies, est bien plus souvent le résultat d'une suppuration prolongée que d'un affrontement imparfait. Suivant certains chirurgiens, en particulier suivant MM. Routier et Ricard, la suture par étages ne serait même nullement nécessaire pour amener la solidité de la cicatrice ; la suture en bloc serait toujours suffisante, à la condition de n'être pas infectée.

En résumé, on voit, d'après ce qui précède, que le raccourcissement des ligaments ronds par la voie sus-pubienne constitue une opération d'une bénignité à peu près absolue, si les règles de l'asepsie ont été rigoureusement suivies. Nous allons maintenant rechercher au chapitre suivant quels sont les résultats immédiats et éloignés de cette opération.

CHAPITRE VI

Résultats immédiats et résultats éloignés.

Résultats immédiats. — Le raccourcissement intra-abdominal des ligaments ronds par la voie sus-pubienne, avec ou sans inclusion pariétale des ligaments, donne toujours d'excellents résultats immédiats, comme il est facile de s'en rendre compte en lisant les observations qui ont été publiées avec quelques détails.

Pour notre part, alors que nous avions l'honneur d'être l'interne du Dr Richelot à l'hôpital Saint-Louis, nous avons toujours soigneusement interrogé les malades atteintes de rétrodéviation après leur opération, et toujours nous avons constaté que presque d'emblée ces malades éprouvaient un soulagement énorme, à la condition toutefois qu'il n'y eût pas d'infection de la plaie.

Cette infection, quand elle survient, et elle est malheureusement survenue dans deux de nos observations inédites, est caractérisée essentiellement par des douleurs lancinantes, souvent extrêmement pénibles et siégeant au niveau de la plaie abdominale. Quoi qu'il en soit, le soulagement éprouvé par les opérées va habituellement en augmentant et il est de règle d'observer la disparition progressive et assez rapide de la plupart des symptômes de la rétrodéviation.

C'est ainsi que les douleurs qui caractérisent le déplacement de la matrice en arrière, c'est-à-dire les douleurs périnéales avec irradiations vers les lombes, les fosses iliaques et la face interne des cuisses, cessent complètement. La marche, les efforts et la défécation qui les exagéraient autrefois ne les réveillent même plus maintenant. Exception est faite cependant pour les cas où la rétrodéviation se compliquait d'annexite, car il est fréquent d'observer alors la persistance des phénomènes douloureux au niveau des annexes malades, si celles-ci n'ont pas été suffisamment traitées.

La constipation que déterminait la compression du rectum par le corps utérin disparaît également, à moins qu'il n'y ait en même temps atonie intestinale, ce qui est fréquent, et auquel cas on voit persister la constipation.

Enfin la réduction de la matrice supprimant la sténose produite par la flexion du corps sur le col, il est de règle d'observer après l'opération des menstruations régulières et normales.

Lorsqu'il y a, en même temps que la rétrodéviation, de la ptose des viscères abdominaux, les résultats immédiats sont beaucoup plus aléatoires. Cependant il ne faudrait pas trop désespérer à ce sujet, car l'observation IV, que nous avons recueillie dans le service de M. Richelot et que nous publions plus loin, prouve que, même dans certains cas où les symptômes de la rétrodéviation se compliquent de symptômes de ptose, la malade peut cependant tirer un grand bénéfice de l'opération, quand ce sont les symptômes de la rétrodéviation qui prédominent et qui sont surtout inquiétants.

Résultats éloignés. — La pratique relativement récente

de l'opération qui nous occupe, le petit nombre d'observations publiées jusqu'aujourd'hui et le manque de détails de ces observations, ne nous permettent pas de nous étendre beaucoup sur ce sujet qui devrait cependant constituer l'une des parties les plus importantes et les plus intéressantes de notre thèse.

Nous nous contenterons simplement de faire remarquer que, d'après les auteurs étrangers et français les plus compétents, les résultats immédiats que nous avons étudiés plus haut persisteraient et qu'il n'y aurait pour ainsi dire jamais de récidives, même après des grossesses multiples. C'est ainsi que Wylie et Mathew, dans l'*American Journal* (1897), rapportent une statistique de 58 cas de rétrodéviations utérines traitées par le raccourcissement intra-abdominal des ligaments ronds sans aucune déception. En France, MM. Doléris et Monprofit parlent dans le même sens. Malheureusement, les observations rapportées par ces auteurs, quoique toutes très favorables, ne sont pas assez nombreuses et concernent des opérations encore trop récentes pour permettre de tirer des conclusions absolument définitives.

Comme on le verra tout à l'heure au moment de la publication de nos observations inédites, nous avons eu la chance de revoir nous-même un assez grand nombre de malades primitivement atteintes de rétrodéviation utérine et opérées par notre maître le docteur Richelot. Or, toutes ces malades revues, sauf une, allaient parfaitement et nous ont déclaré qu'elles étaient absolument enchantées du résultat de l'opération qu'elles avaient subie.

CHAPITRE VII

Influence du raccourcissement intra-abdominal des ligaments ronds par la voie sus-pubienne. sur la conception, sur l'évolution de la grossesse, sur la marche du travail.

Influence sur la conception.

M. de Sinéty, dans ses œuvres remarquables, enseigne à différentes reprises et essaie de démontrer qu'il n'y a pour ainsi dire aucune relation entre les rétrodéviations utérines et la stérilité. C'est là une opinion qui est loin d'être universellement admise. En effet, la majorité des accoucheurs, particulièrement compétents en cette matière, pensent au contraire que les déplacements de la matrice en arrière constituent l'une des causes les plus fréquentes de l'infécondité. Cette théorie nous paraît d'autant plus plausible qu'elle a pour elle à la fois le raisonnement et les faits. Le raisonnement d'abord, disons-nous; et, en effet, il est aisé de comprendre que la flexion du corps sur le col, en supprimant d'une façon plus ou moins complète la communication du canal cervical avec la cavité du corps de l'utérus, diminue forcément les chances de rencontre du spermatozoïde et de l'ovule au niveau du fond de la matrice, siège normal de la fécondation. Les faits, d'ailleurs, penchent surabondamment en faveur de ce raisonnement, car on ne compte plus aujourd'hui les observations dans lesquelles la simple réduction de la rétrodéviation s'est accompagnée très rapidement de l'évolution d'une grossesse. Notre observation III, qui est inédite, et une autre observation que nous rapportons plus loin et que nous avons empruntée à la thèse de Landron, sont particulièrement instructives à ce sujet.

Toutefois, nous devons l'avouer, il n'est pas possible, si l'on se place au seul point de vue de la conception, d'établir une priorité en faveur de l'un quelconque des multiples traitements chirurgicaux de la rétrodéviation, en particulier en faveur de l'opération qui nous occupe. En effet, tous les procédés opératoires nous paraissent faciliter d'une façon à peu près égale la fécondation, à part peut-être la vagino-fixation qui substitue à la flexion forcée en arrière la flexion forcée en avant. Les moyens médicaux eux-mêmes, et parmi eux surtout le pessaire, quand il reste en place et qu'il maintient efficacement la réduction, suffisent souvent pour faire cesser la stérilité.

Influence sur l'évolution de la grossesse.

Nous avons déjà vu plus haut, au chapitre V, les accidents multiples qu'on pouvait observer pendant l'évolution de la grossesse, chez des femmes dont la rétrodéviation utérine avait été corrigée soit par l'hystéropexie abdominale, soit par la vagino-fixation. Nous avons insisté en particulier sur les tiraillements douloureux qui sont presque la règle pendant les premiers mois de la grossesse, sur la proportion inusitée d'avortements ou d'accouchements prématurés qu'on observe dans ce cas, enfin sur la fréquence des présentations vicieuses. Nous avons même rapporté à ce sujet des statistiques aussi imposantes que concluantes. Nous n'insisterons donc pas davantage ici, pour nous éviter d'entrer dans des redites inutiles.

Nous avons vu, en revanche, que l'opération d'Alexander donnait, au point de vue qui nous occupe en ce moment, des résultats tout à fait favorables. Nous avons rapporté en particulier une statistique particulièrement importante de M. Doléris (1), portant sur 35 cas de femmes autrefois atteintes de rétrodéviation, ayant subi l'opération d'Alexander et étant consécutivement devenues enceintes. Or, sur ces 35 cas de grossesse, presque toutes allèrent à terme, et pas une, en tous cas, ne présenta pendant toute la durée de son évolution d'accident notable.

Les statistiques suivantes, quoique moins importantes que celles de M. Doléris, méritent cependant d'être signalées.

Dans sa thèse, le Dr Lucien (2) rapporte 12 observations de grossesses chez des femmes ayant subi l'opération d'Alexander; 11 grossesses évoluèrent d'une façon tout à fait normale et aboutirent à terme. La douzième, en revanche, se termine mal ; mais, au dire de Lucien, cet accident fut nettement la conséquence d'une grande imprudence. La malade, en effet, s'était absolument surmenée au cours d'un déménagement et tomba brusquement malade à ce moment, après avoir supporté parfaitement sa grossesse jusqu'à cette époque.

(1) DOLÉRIS. *La Gynécologie*, 1893.
(2) LUCIEN. Thèse Nancy, 1896.

Lamort, dans sa thèse (1), rapporte également 6 cas de femmes ayant subi l'opération d'Alexander et étant devenues enceintes. Or, dans ces 6 cas, l'évolution de la grossesse alla jusqu'à terme sans aucun accident.

Enfin, dans une statistique de Siegfried Stocker (2), de Lucerne, portant sur 37 opérées, 10 parmi celles-ci devinrent enceintes, dont 3 deux fois, ce qui porta à 13 le nombre des grossesses. Or, sur ces 13 grossesses, 12 évoluèrent jusqu'à terme ; une seule se termina, sans cause apparente, par un avortement au deuxième mois.

Ce qui précède nous permet de conclure qu'au point de vue de l'évolution de la grossesse, la fixation directe de l'utérus soit à la paroi abdominale antérieure (hystéropexie abdominale), soit au vagin (vagino-fixation), est une opération essentiellement antiphysiologique, bien inférieure à la fixation indirecte par l'intermédiaire des ligaments ronds, qui est au contraire une opération vraiment physiologique.

Dans le premier cas, en effet, la matrice contractant des adhérences vicieuses soit avec la paroi abdominale, soit avec le vagin, ne peut se développer librement si une grossesse survient ; et c'est ce qui explique la fréquence de l'avortement, des présentations et des insertions vicieuses.

Dans le deuxième cas, au contraire, l'utérus devenant gravide peut acquérir aisément des dimensions considérables sans le moindre accident, non seulement parce qu'il est mobile et libre de toutes adhérences, mais encore parce que les ligaments ronds s'hypertrophient sous l'influence de la gravidité et s'allongent suffisamment,

---

(1) LAMORT. Thèse Bordeaux, 1894.
(2) SIEGFRIED STOCKER. *Centralblatt für Gynœkol.*, 1896, p. 140.

quoique raccourcis, pour permettre l'évolution de la grossesse jusqu'à terme.

Ces considérations théoriques s'appliquent d'ailleurs aussi bien à l'opération d'Alexander ou raccourcissement extra-abdominal des ligaments ronds, qu'au raccourcissement intra-abdominal de ces ligaments soit par simple plissement, soit par inclusion pariétale. Nous avons vu plus haut que des faits multiples confirmaient ces considérations théoriques en ce qui concerne l'opération d'Alexander ; or, si nous avons insisté avec tant de détails sur ces faits, c'était à dessein, et parce qu'en raisonnant par analogie, ils nous permettaient, au point de vue obstétrical, de conclure non seulement en faveur d'Alexander ou raccourcissement extra-abdominal des ligaments ronds, mais encore en faveur du raccourcissement intra-abdominal de ces ligaments. Certes, il eût été préférable, pour démontrer que cette dernière intervention ne gênait nullement l'évolution de la grossesse, d'apporter un grand nombre d'observations ; malheureusement cela ne nous a pas été possible, pour la bonne raison que le raccourcissement intra-abdominal des ligaments ronds n'est pas encore pratiqué depuis assez longtemps. Wylie, dans un article de l'*American Journal of Obstetrics*, affirme bien l'évolution normale des accouchements observés après son opération, mais ne donne aucun chiffre. Ruggi, cité par Manrique (1), parle également de plusieurs grossesses normales survenues parmi 80 cas de raccourcissement intra-abdominal des ligaments ronds, mais ne précise pas davantage. Enfin, parmi les observations que

(1) MANRIQUE. Thèse Paris, 1886.

nous rapportons plus loin, il n'y en a que 3 dans lesquelles la malade opérée devint enceinte. La grossesse a dans ces 3 cas évolué d'ailleurs d'une façon parfaitement normale.

Influence sur le travail.

Nous avons déjà vu au chapitre III que le grand défaut de l'hystéropexie abdominale, au moment du travail, était de gêner et de retarder la pénétration de la tête fœtale dans le bassin, par suite du défaut d'abaissement et d'extension du segment cervical sus-vaginal de l'utérus, adhérent à la paroi abdominale. Ceci explique d'une part la prolongation de la durée du travail, et d'autre part les accidents graves qu'on peut observer à cette période, et qui obligent souvent l'accoucheur à intervenir. C'est ainsi que dans la statistique de Ch. Noble (1), déjà citée plus haut, il y eut, sur 177 cas de grossesses menées à terme chez des femmes hystéropexiées, 15 délivrances artificielles, 5 versions, 10 opérations de Porro, 3 opérations césariennes et 2 rétentions de placenta.

Nous avons également vu plus haut que pendant l'évolution de la grossesse, les méfaits obstétricaux de la vaginofixation étaient encore plus graves que ceux de l'hystéropexie abdominale, parce que l'utérus fixé au vagin était dans une position plus antiphysiologique encore que l'utérus fixé à la paroi abdominale. Ceci est également vrai pendant le travail. La statistique suivante de Wertheim (2) le prouve. Sur 12 femmes ayant subi

(1) CH. NOBLE. *American Journal of Obstetrics*, 1891.
(2) WERTHEIM. *Centralblatt für Gyn.*, 1896.

l'opération de la vagino-fixation et devenues enceintes, 7 seulement d'entre elles accouchèrent normalement, 3 durent être accouchées à grand'peine par la version, et chez les 2 autres on dut inciser la cicatrice vaginale et terminer l'accouchement par la crâniotomie.

Le raccourcissement extra-abdominal des ligaments ronds suivant le procédé d'Alexander, ne paraît en revanche avoir aucune influence fâcheuse sur le travail chez les opérées devenues enceintes. C'est ce que semblent du moins démontrer les statistiques suivantes :

Lucien, dans sa thèse, raconte que sur 18 femmes devenues enceintes après avoir subi l'opération d'Alexander, 17 allèrent à terme et accouchèrent d'une façon absolument normale (1).

Sur 12 grossesses à terme observées par Siegfried Stocker (2), chez ses opérées 10 fois l'accouchement se fit normalement et 2 fois on dut appliquer le forceps, mais dans 1 cas parce qu'il y avait un bassin généralement rétréci, et dans l'autre parce que la dilatation se faisait lentement, sans particularité notable.

Enfin, dans les 35 cas de la statistique de M. Doléris (3), déjà rapportée plus haut, le travail s'est toujours effectué plus ou moins normalement et n'a jamais présenté d'accident qui pût être imputable à l'opération d'Alexander antérieurement subie par les malades.

En ce qui concerne l'influence du raccourcissement intra-abdominal des ligaments ronds sur le travail, nous man-

(1) Lucien. Thèse Nancy, 1896.
(2) Siegfried Stocker. *Centralblatt für Gyn.*, 1896, *loc. cit.*
(3) Doléris. *La Gynécol.*, 1898, *loc. cit.*

quons encore, malheureusement, d'observations précises et détaillées. Pour notre part, en effet, nous n'avons pu réunir que 3 cas de femmes ayant subi l'opération que nous proposons et devenues enceintes consécutivement; or, dans ces 3 cas, l'accouchement a eu lieu d'une façon on ne peut plus normale. Sans doute les statistiques de Wylie (1) et Ruggi (2) sont plus importantes, mais les détails manquent complètement, ces auteurs se contentant d'affirmer, sans donner de chiffres, que généralement le travail s'est bien effectué lorsqu'une grossesse est survenue chez leurs opérées.

Force nous est donc ici, comme au paragraphe précédent, de raisonner encore par analogie et de conclure que l'opération qui nous occupe, fixant l'utérus de la même façon que l'Alexander en raccourcissant les ligaments ronds, ne doit évidemment pas avoir plus d'inconvénients au point de vue du travail que cette dernière intervention. C'est pourquoi, à notre avis, les nombreux faits concluants que nous avons rapportés plus haut au sujet de l'influence de l'opération d'Alexander sur le travail, prouvent non seulement en faveur de cette dernière opération, mais constituent encore autant de faits à l'appui du raccourcissement intra-abdominal des ligaments ronds.

(1) WYLIE. *American Journal of Obstetrics*, mai 1889.
(2) RUGGI. Cité par MANRIQUE. Thèse Paris, 1896.

OBSERVATIONS

OBSERVATION I (1) (personnelle).

Rétroflexion utérine douloureuse adhérente. Raccourcissement intra-abdominal des ligaments ronds avec inclusion pariétale suivant le procédé de Doléris.

[Cette opération a été pratiquée par nous en collaboration avec les Drs Vérut et Denys, de Charly (Aisne)].

Mme B. E..., âgée de 33 ans, vigneronne, vient consulter le Dr Vérut pour des douleurs qu'elle éprouve depuis déjà très longtemps dans le bas-ventre et dans le flanc gauche, douleurs qui la rendent incapable de tout travail.

Antécédents héréditaires et collatéraux. — Son père, sa mère, son frère et sa sœur, vigoureux travailleurs des champs, sont comme elle maigres et très nerveux.

Antécédents personnels. — Réglée à 12 ans, la malade a toujours été réglée très régulièrement. A 19 ans elle se marie. A · 20 ans a lieu le premier accouchement qui s'effectue normalement. Toutefois la malade, impatiente, ne veut pas garder longtemps le lit, et se lève le neuvième jour. Il est très probable que c'est cette imprudence qui va être la cause de tout le mal.

A 24 ans, les malaises, jusque-là vagues, s'accusent davantage, ils consistent principalement en douleurs intermittentes siégeant dans le bas-ventre et dans le flanc gauche.

Un premier médecin, consulté à ce moment, attribue les symp-

(1) Nous devons cette observation, minutieusement prise, au Dr Vérut.

tômes observés à un déplacement de la matrice, et conseille, pour
« remettre les choses en place », une deuxième grossesse.

Cette grossesse recherchée, ne tarde pas à survenir. L'accouchement se passe normalement ; mais néanmoins un repos absolu
au lit de vingt jours est prescrit à la malade, dans le but d'empêcher la reproduction de la déviation utérine.

Malgré toutes ces précautions, à partir du jour où l'accouchée
se relève, les douleurs réapparaissent en même temps que survient
une constipation opiniâtre. Ces symptômes restent à peu près
stationnaires jusqu'il y a deux ans ; mais à partir de ce moment,
loin de se calmer, ils vont progressivement en augmentant.

Actuellement, les douleurs, qui siègent toujours dans le bas-ventre
et dans le flanc gauche avec irradiation vers le périnée et les
cuisses, sont telles qu'elles rendent la station debout très pénible,
souvent même impossible. La flexion de la jambe gauche sur le
bassin calme un peu ces phénomènes douloureux ; au contraire,
ceux-ci sont exagérés non seulement par la progression dans le
rectum des matières fécales durcies, mais encore par le simple
passage des gaz.

La malade se sent en outre très affaiblie, forte ouvrière auparavant, elle est maintenant incapable de tout effort sérieux malgré
un courage qui ne se dément pas.

Ce n'est pas tout : en même temps que s'accusaient les symptômes abdominaux, apparaissaient vers l'âge de 24 ou 25 ans un
ensemble de troubles nerveux se produisant d'une façon inter-
mittente, presque exclusivement dans les cinq ou six jours qui
suivaient l'apparition des règles. Ces accidents ont plutôt empiré.
Actuellement, quand ils ont lieu, ils débutent par une sensation
de serrement dans la région sternale ; puis la malade, étourdie,
tend à perdre connaissance et à tomber, s'il ne se trouve pas à
côté d'elle une personne pour la retenir. Pendant toute la durée
de la crise, qui n'atteint pas deux minutes, les yeux sont fixes
et la bouche est grimaçante, mais il n'y a pas de salivation spu-
meuse et la langue n'est pas projetée entre les arcades dentaires.
Presque subitement tout rentre dans l'ordre, et il ne reste à la

malade que le souvenir de son serrement au niveau du sternum et un mal de tête qui se dissipe habituellement très vite. Ces crises se reproduisent environ 4 ou 5 fois dans les vingt-quatre heures, aussi bien la nuit que le jour ; mais elles sont parfois très fugaces et se bornent alors à une simple absence avec fixité du regard. Ajoutons que la malade, quoique très nerveuse, ne présente cependant pas nettement les stigmates de l'hystérie.

Le cœur, les poumons, les reins fonctionnent normalement et ne présentent rien de particulier à signaler.

Organes génitaux. — Nous avons déjà parlé plus haut des douleurs du bas-ventre localisées surtout au-dessus du pubis, dans la fosse iliaque gauche, et s'irradiant vers les lombes, le périnée et la face interne des cuisses. Ces douleurs sont exaspérées par la moindre fatigue et par la défécation. Les règles sont régulières et normales, mais dans leur intervalle il y a des pertes blanches assez abondantes.

Toucher et palper bimanuel. — Le col a une consistance et des dimensions normales, mais au palper bimanuel il est impossible de sentir le fond de l'utérus à sa place habituelle, au-dessus du pubis. En revanche, l'exploration du cul-de-sac postérieur révèle, à ce niveau, l'existence d'une masse peu mobile, dure, arrondie, régulière, pourvue d'une crête médiane, et qui est certainement le corps de l'utérus, car on sent nettement le sillon de flexion qui la sépare du corps.

Le cul-de-sac latéral droit est complètement libre ; mais on sent dans le cul-de-sac latéral gauche un ovaire gros et sensible.

En somme, le diagnostic qui s'impose est celui de rétroflexion utérine adhérente avec annexite légère. Nous proposons à la malade le seul traitement possible pour la guérir, c'est-à-dire la laparotomie, qui est acceptée avec empressement.

OPÉRATION, le 8 avril 1901. — La malade étant dans la position de Trendelenburg et les précautions aseptiques étant rigoureusement prises, nous faisons une incision sus-pubienne d'environ 10 centim. Le ventre étant ouvert, les anses intestinales sont soigneusement protégées par des compresses stérilisées suivant l'usage ; puis nous allons explorer l'utérus. Celui-ci, rétrofléchi, est un peu gros et presque complètement immobilisé par des adhérences qui le soudent en quelque sorte à la paroi antérieure du rectum. Ces adhérences sont détruites assez facilement et l'utérus est ramené en antéversion. A ce moment, tandis que de la main droite nous tenons le fond de l'utérus, de la main gauche, au moyen de deux pinces de Kocher, nous saisissons successivement les 2 ligaments ronds, parfaitement visibles, à 3 bons centimètres de leur insertion utérine. Les deux pinces de Kocher sont alors confiées à notre aide qui maintient ainsi l'utérus réduit. Nous passons à l'exploration des annexes : celles de gauche sont parfaitement saines ; en revanche, l'ovaire gauche est un peu kystique et de ce côté les annexes présentent des adhérences assez nombreuses que nous libérons en grande partie.

Pour assurer la fixation des ligaments ronds dans la partie inférieure de la plaie abdominale, nous adossons l'une à l'autre les anses ligamenteuses amenées au dehors par traction sur les pinces de Kocher, et nous traversons ces 2 anses accolées par deux catguts n° 3 qui traversent d'autre part de chaque côté le péritoine et les plans musculo-aponévrotiques. Les deux catguts sont alors solidement noués. La séreuse péritonéale est ensuite refermée par un surjet au catgut, puis la ligne blanche est reconstituée de la même manière par un surjet qui reprend les anses ligamenteuses déjà fixées. La peau est suturée aux crins de Florence. Pansement stérilisé.

Dès le premier jour, la malade, qui a le bonheur de ne pas vomir, éprouve un grand soulagement dans le bas-ventre et le flanc gauche.

Elle a 37°,8 (temp. rectale) le soir.

Les suites opératoires sont d'ailleurs très simples, car les jours suivants la température rectale du soir ne dépasse pas 37°,2.

Le cathétérisme est cependant nécessaire les trois premiers jours. Le troisième jour, la malade a des coliques assez fortes qui cessent avec l'administration de 40 gr. d'huile de ricin.

Huitième jour : premier pansement, plaie parfaite.

La malade va actuellement aussi bien que possible. Nous ne doutons pas maintenant du résultat définitif de l'opération, mais nous nous demandons ce que vont devenir dorénavant les crises nerveuses que n'avait jusqu'ici nullement amélioré le traitement bromuré intensif. L'avenir seul nous l'apprendra.

OBSERVATION II (inédite).

Rétroflexion douloureuse compliquée de métrite hémorrhagique. Raccourcissement intra-abdominal des ligaments ronds. Grossesse consécutive absolument normale.

Constance G..., âgée de 26 ans, cuisinière, entre à l'hôpital Saint-Louis dans le service du Dr Richelot (Isolement, lit n° 29), pour une fausse couche de deux mois qu'elle vient de faire.

Antécédents gynécologiques. — Réglée à 13 ans. Règles toujours régulières. Deux accouchements normaux ; l'un à 24 ans, l'autre à 25 ans.

La malade a commencé à souffrir du ventre il y a quatorze mois. Au début, ses douleurs étaient intermittentes et peu intenses ; aujourd'hui elles sont à peu près continuelles, et s'exaspèrent au moment des règles et sous l'influence de la moindre fatigue. Ces douleurs siègent surtout dans le bas-ventre, au-dessus du pubis, mais s'irradient vers les lombes, le périnée et la face interne des cuisses.

Malgré des lavements et des purgatifs fréquents, les selles sont rares et très pénibles.

La malade a fait ces jours derniers une fausse couche de deux mois ; depuis elle perd abondamment, et c'est pourquoi elle est entrée à l'hôpital.

Toucher. — Col volumineux, très mou ; ulcéré.

Palper bimanuel. — On ne voit pas le fond de l'utérus à sa place habituelle, au-dessus du pubis, mais on perçoit dans le cul-de-sac postérieur, l'existence d'une masse de consistance assez ferme, volumineuse et douloureuse, qui est certainement le corps de l'utérus, car elle est séparée du col par un sillon de flexion très profond. Les annexes ne sont pas douloureuses.

La malade est mise aux injections vaginales d'eau bouillie chaude ; et au bout de trois semaines les perteş ont cessé complètement.

M. Richelot décide alors de pratiquer le raccourcissement intra-abdominal pour une double raison ; d'abord parce que la rétro-flexion est très douloureuse ; ensuite parce qu'elle paraît avoir été la cause de l'avortement.

Opération, le 30 janvier 1900. — La malade étant dans la position de Trendelenburg, on fait une incision sus-pubienne d'environ 10 centim. Les anses intestinales étant réclinées et protégées, on aperçoit nettement l'utérus en rétroflexion très prononcée ; cet organe est réduit très facilement, car il n'y a pas d'adhérences. Les annexes sont parfaitement saines. On procède alors à l'inclusion pariétale des ligaments ronds. Pour cela, ces ligaments sont saisis chacun au moyen d'une pince de Kocher, à environ 3 centim. de la corne utérine correspondante. Les anses ligamenteuses ainsi formées sont attirées dans l'angle inférieur de la plaie et solidement fixées à ce niveau au moyen de 2 à 3 catguts n° 3 qui traversent d'une part les ligaments ronds, d'autre part les plans musculo-aponévrotiques de chaque côté de la ligne médiane. On procède ensuite à la fermeture du ventre suivant l'usage, c'est-à-dire au moyen d'un long surjet au catgut affrontant profondément les bords de l'ouverture péritonéale, et plus superficiellement les plans musculo-aponévrotiques. Sutures cutanées aux crins de de Florence. Pansement stérilisé.

A partir du deuxième jour, la malade a une assez forte fièvre et la température monte le soir aux environs de 40°. L'état général n'est pas inquiétant.

On refait le pansement le quatrième jour et on constate un gros abcés au niveau de la partie inférieure de la suture. On fait sauter quelques crins, on évacue le pus qui est très abondant et on place deux gros drains de caoutchouc dans la cavité de l'abcès.

La suppuration persiste longtemps ; elle n'est définitivement tarie qu'au bout d'un mois.

A ce moment la malade se lève et on constate que, malgré l'in-fection, l'utérus est resté en bonne position.

La malade sort très soulagée.

21 octobre 1900, dimanche matin. — Constance G... vient à la consultation de gynécologie; elle n'a pas eu ses règles depuis sept mois et se croit enceinte. Effectivement, un examen soigné démontre l'existence d'une grossesse de six à sept mois qui, jusqu'ici, évolue sans accident.

La malade accouche en janvier 1901 et l'accouchement se passe parfaitement. Depuis, elle n'a pas été réexaminée, mais il est probable que l'utérus est resté fixé, puisque aucun signe de rétro-déviation n'est encore réapparu.

OBSERVATION III (inédite).

Rétroflexion douloureuse mobile sans annexite. Raccourcisse-ment des ligaments ronds par inclusion pariétale.

La nommée Marguerite B..., âgée de 26 ans, chaîniste, entre le 17 novembre 1900, à l'hôpital Saint-Louis, service de l'Isole-ment, lit n° 41, pour des douleurs de ventre.

Antécédents gynécologiques. — Réglée de bonne heure. Règles régulières, mais très douloureuses depuis deux ans. Premier accou-chement à 21 ans, normal. Deuxième accouchement à 22 ans, normal également. Toutefois, c'est depuis cet accouchement que la malade souffre du ventre. A 23 ans, première fausse couche sans accident. A 24 ans, deuxième fausse couche. Cette fois, la malade a des métrorrhagies abondantes et est obligée d'entrer à l'hôpital Saint-Louis, service de l'Isolement, où on lui fait un curettage. Elle sort au bout de quinze jours, bien guérie.

Malheureusement, les douleurs de ventre, qui avaient disparu grâce au séjour au lit, ne tardent pas à réapparaître et même à augmenter d'intensité en même temps qu'elles s'irradient vers les lombes et les cuisses. A différentes reprises, la malade est obligée de garder longtemps le lit. Enfin, poussée à bout, elle se décide à rentrer de nouveau dans le service de M. Richelot.

Examen. — Au toucher, on constate que le col, petit, a une consistance normale. On sent de plus dans le cul-de-sac postérieur une masse globuleuse, dure, douloureuse, mobile, qui est le corps de l'utérus tombé dans le cul-de-sac de Douglas. Les annexes, très sensibles, ne paraissent cependant pas malades.

Comme la femme, obligée de gagner sa vie, a le vif désir d'être vite guérie ; comme, de plus, elle a déjà fait deux fausses couches, dont une grave, M. Richelot se décide, malgré la mobilité de la rétrodéviation, à pratiquer d'emblée l'inclusion pariétale des ligaments ronds.

Opération. — Laparotomie dans la position de Trendelenburg. Réduction facile de l'utérus qui n'est pas adhérent.

Les annexes sont à peu près normales ; les ovaires étaient seulement un peu polykystiques.

Inclusion pariétale des ligaments ronds saisis à environ 3 centim. de l'utérus, dans l'angle inférieur de la plaie abdominale. Fermeture du ventre comme d'habitude. Pansement stérilisé.

Suites opératoires parfaites. La malade sort le 21ᵉ jour après son opération.

Nous avons eu dernièrement des nouvelles de cette malade : elle a déclaré ne pas vouloir se laisser examiner, sous prétexte qu'elle ne souffrait plus. Il y a donc tout lieu de croire que l'utérus est resté en bonne position.

Observation IV (inédite).

Néphroptose double. Rétroflexion utérine avec oblitération des trompes. Laparotomie. Raccourcissement par inclusion pariétale des ligaments ronds ; double salpingotomie avec adaptation des trompes à l'ovaire.

Mme L..., âgée de 30 ans, dentellière, entre à l'hôpital Saint-Louis en juillet 1900, service de l'Isolement, n° 45, parce qu'elle souffre du ventre et des reins.

Antécédents gynécologiques. — Réglée de très bonne heure. Règles jamais régulières, peu abondantes habituellement et douloureuses. Pas d'accouchement ni de fausse couche. Pas de blennorrhagie antérieure.

La malade souffre du ventre et des reins depuis plusieurs années ; mais ses souffrances ont été supportables jusqu'il y a un an : depuis cette époque, au contraire, elles sont devenues telles qu'actuellement la patiente est obligée de suspendre son travail. Ces douleurs sont intermittentes ; elles surviennent sous l'influence de la moindre fatigue, ou même spontanément ; elles siègent à la fois au niveau des reins et du bas-ventre, et s'irradient vers le périnée et la face interne des cuisses, surtout de la cuisse droite. Les rapports sexuels sont pénibles.

Dans l'intervalle des règles régulières, mais abondantes, comme nous l'avons déjà dit plus haut, il y a des pertes blanchâtres assez considérables.

Rien à signaler du côté des autres organes, sinon de la constipation. La malade n'est pas nerveuse.

Signes physiques. — *Palper.* Des deux côtés, mais surtout à droite, le rein est abaissé et mobile.

Toucher. — Col petit, de consistance normale, non ulcéré.

Palper bimanuel. — On sent facilement dans le cul-de-sac postérieur le corps utérin très mobile mais douloureux, séparé du col par un profond sillon de flexion. Les annexes sont sensibles, mais paraissent normales.

En somme, il s'agit d'une double néphroptose avec rétroflexion mobile douloureuse sans annexite. Le traitement qui s'impose au premier abord, est le traitement médical (massage et pessaire). Toutefois la malade suppliant qu'on la débarrassât de suite pour reprendre le plus tôt possible son travail dont elle avait grand besoin, et d'autre part désirant vivement une grossesse, M. Richelot se décide à intervenir.

OPÉRATION, le 19 juillet 1900. — A l'ouverture du ventre, on constate que malgré la mobilité apparente constatée à l'examen clinique, il existe cependant quelques adhérences utéro-rectales facilement détruites. Les ovaires sont petits, scléreux, et, chose très curieuse, le pavillon des deux trompes dépourvu de franges est absolument oblitéré. On incise alors les trompes, et l'on constate dans leur intérieur l'existence d'un peu de sérosité qui est soigneusement épongée.

M. Richelot, après avoir pratiqué la salpingotomie de chaque côté, adapte de son mieux l'ovaire à la trompe, pour essayer de favoriser la grossesse.

Les ligaments ronds sont ensuite raccourcis suivant l'usage, par inclusion pariétale ; puis le ventre est refermé. Pansement stérilisé.

Suites opératoires. — Au bout de vingt-quatre heures, frisson et fièvre. Les jours suivants, la température oscille entre 38° le matin et 40° le soir ; la malade se plaint d'élancements très douloureux au niveau de sa plaie. L'état général n'est pas alarmant.

Le quatrième jour on refait le pansement, et l'on constate une infection de toute la ligne de suture. On applique un pansement humide. D'autre part, le toucher pratiqué à ce moment révèle un empâtement très marqué des culs-de-sac postérieur et latéraux.

La suppuration persiste assez longtemps, et la malade ne se lève guère qu'au bout d'un mois. A cette époque la plaie abdominale est entièrement cicatrisée et les culs-de-sac sont bien souples.

Nous avons pu suivre soigneusement cette malade qui était

venue nous consulter en premier lieu, et que nous avions nous-
même adressée à notre maître le D' Richelot. Or, voici ce qu'il
nous a été donné de constater. Le premier mois qui a suivi sa
sortie de l'hôpital, l'opérée s'est plainte de douleurs assez vives au
niveau de la cicatrice ; mais elle souffrait moins dans le ventre et
au niveau des reins.

A la fin de septembre, la cicatrice était encore assez douloureuse et rendait pénibles certains mouvements, en particulier le
mouvement de redressement du tronc.

Au mois de décembre, la malade venait nous voir, nous annon-
çant qu'elle allait maintenant relativement très bien et qu'elle avait
repris depuis un mois son travail. Seule la région lombaire restait
douloureuse, malgré la ceinture de flanelle très serrée que portait
la malade. Au toucher, l'utérus était en position normale et les
annexes paraissaient saines.

Nous avons revu la malade une dernière fois au mois de mars ;
elle continuait à aller très bien ; nous ne l'avons pas réexaminée.

OBSERVATION V (inédite).

*Métrite hémorrhagique et rétroflexion douloureuse légère-
ment adhérente, sans annexite. Curettage, opération de
Bouilly et inclusion pariétale des ligaments ronds.*

Mme C...., âgée de 34 ans, blanchisseuse, entre à l'hôpital Saint-
Louis, service de l'Isolement, lit n° 6, en janvier 1900, pour des dou
leurs de ventre et pour des pertes.

Antécédents gynécologiques. — Réglée à 12 ans. Règles toujours régulières et abondantes. Mariée à 17 ans. Accouchement à
18 ans, normal. Deux fausses couches, l'une à 21 ans et l'autre
à 33 ans, de trois mois et demi chaque.

La malade, femme solide et peu nerveuse, avait commencé à
souffrir du ventre après son accouchement, mais ses souffrances
étaient relativement légères ; elles augmentèrent d'intensité à la

suite des deux fausses couches, jusqu'il y a un an. Depuis cette époque, les douleurs étaient à peu près continuelles et s'exagéraient sous l'influence des règles ou de la fatigue. La malade avait dû renoncer à travailler. Elle avait d'ailleurs, en plus, de fréquentes métrorrhagies très abondantes.

Rien à signaler du côté des autres organes, sinon ce fait que la malade, très grasse, est un type d'arthritique.

Toucher et palper bimanuel. — Col volumineux, dur, non ulcéré. Le corps de l'utérus, rétrofléchi, est douloureux et semble un peu adhérent au cul-de-sac postérieur. Les annexes paraissent saines.

Opération, le 20 janvier. — D'abord on fait un curettage qui ne ramène aucune fongosité, puis on pratique sur le col l'opération de Bouilly, et on tamponne légèrement le vagin à la gaze iodoformée.

On passe ensuite à l'abdomen et on fait la laparotomie. L'utérus, rétrofléchi, est légèrement adhérent; on détruit les adhérences et on ramène l'utérus en antéversion. On fait l'inclusion pariétale des ligaments ronds, suivant l'usage. Les ovaires sont sains. Fermeture du ventre. Pansement à la gaze stérilisée.

Suites opératoires parfaites. Dès les premiers jours qui suivent l'opération, il y a un soulagement énorme. La malade sort le vingt et unième jour, enchantée.

Nous la revoyons le 20 avril dernier; elle nous raconte que son opération l'a radicalement guérie et que depuis elle n'a jamais souffert; une seule chose l'inquiète un peu, ce sont quelques pertes blanches qu'elle a dans l'intervalle de ses règles. Très aimablement elle se prête à un examen complet : nous constatons alors que l'utérus, non douloureux, n'a pas bougé depuis l'opération; les annexes sont également normales. Bref, résultat immédiat et éloigné absolument idéal.

Observation VI (inédite).

Rétroversion avec métrite cervicale. Curettage, opération de Bouilly et inclusion pariétale des ligaments ronds.

Mme G..., âgée de 36 ans, est envoyée au Dr Richelot par le Dr Caillet, de Mortagne, parce qu'elle souffre du ventre. Elle est admise à l'Isolement, lit n° 41, au commencement de mai 1900.

Antécédents gynécologiques. — Réglée de bonne heure ; règles toujours régulières.

Deux accouchements qui se sont très bien passés ; le dernier a eu lieu en 1892.

Début. — La malade a commencé à souffrir il y a dix-huit mois. Depuis cette époque, les douleurs ont toujours été en augmentant ; actuellement, elles siègent au niveau du bas-ventre, au-dessus du pubis, et s'irradient vers les lombes, les fosses iliaques et le périnée. Le moindre effort est impossible.

Nous venons de voir que les règles étaient régulières ; en revanche, dans leur intervalle, la patiente a d'abondantes pertes jaunâtres sentant très mauvais.

Les fonctions digestives sont normales, il n'y a pas de constipation.

La malade est très nerveuse ; elle a de fréquentes insomnies, des névralgies et des migraines. Pas de stigmates d'hystérie.

Toucher. — Col gros, de consistance molle, ulcéré sur le pourtour de l'orifice utérin.

Dans le cul-de-sac postérieur on sent le corps utérin douloureux et séparé du col par un profond sillon de flexion. L'utérus est incomplètement immobilisé en rétroflexion. Les annexes sont sensibles mais paraissent normales.

Opération, le 3 mai 1900. — On fait d'abord un curettage qui ne donne aucune fongosité, puis on pratique sur le col l'opération de Bouilly. Tamponnement vaginal.

On passe ensuite au ventre. Laparotomie, libération de l'utérus qui est ramené en position normale et maintenu dans cette position par l'inclusion pariétale des ligaments ronds. Fermeture de la plaie abdominale suivant l'usage. Pansement stérilisé.

Suites opératoires très bonnes. La malade ressent immédiatement un grand soulagement, et quand elle sort, le 26 mai, elle est enchantée.

Nous avons écrit au Dr Brisard, de Mortagne, le successeur du Dr Caillet, de bien vouloir nous donner des nouvelles de sa cliente. Très aimablement, le Dr Brisard nous a donné les renseignements suivants :

L'utérus s'est maintenu en antéversion. Dans les quatre ou cinq premiers mois qui ont suivi l'opération, la femme a ressenti quelques douleurs de ventre intermittentes coïncidant avec ses règles. Actuellement, elle va parfaitement.

OBSERVATION VII (inédite).

Rétrodéviation utérine et gros col chez une neurasthénique. Curettage. Opération de Bouilly et inclusion pariétale des ligaments ronds.

Mme Marie G..., âgée de 41 ans, entre à l'hôpital Saint-Louis, service de l'Isolement, lit n° 42, le 18 janvier 1900, pour des pertes blanches extrêmement abondantes.

Antécédents gynécologiques. — Inconnus.

La malade a depuis très longtemps des pertes blanches très considérables qui l'inquiètent énormément. Cependant elle ne souffre pas du ventre et ses règles, quoiques abondantes, sont régulières et non douloureuses.

La patiente est une grande nerveuse ; elle présente au complet les stigmates de l'hystérie et a des crises très fréquentes, surtout au moment de ses règles.

L'appareil digestif laisse également beaucoup à désirer ; Mme G..., souffre, en effet, beaucoup de l'estomac ; elle n'a pas d'appétit et est très constipée. Elle n'a pas de force et est incapable de faire le moindre effort.

Toucher. — Col gros, de consistance normale, non ulcéré. L'utérus, dur, scléreux, non douloureux, est en rétroflexion manifeste. Les annexes paraissent normales.

OPÉRATION, le 20 janvier 1900. — On fait d'abord un curettage, puis l'opération de Bouilly sur le col, et l'on tamponne légèrement le vagin à la gaze iodoformée.

On pratique ensuite la laparotomie, et après avoir réduit l'utérus, on maintient celui-ci en place par l'inclusion pariétale des ligaments ronds. — Pansement stérilisé. Suites opératoires très bonnes.

La malade est revue le 10 octobre 1900, par M. Richelot lui-même; son état est à ce moment le suivant : elle a toujours de l'anorexie et des douleurs d'estomac et ne se sent pas beaucoup plus forte. En revanche, les crises nerveuses sont beaucoup moins fréquentes, beaucoup moins intenses, et les pertes blanches ont complètement cessé. Toutefois, un nouveau symptôme est apparu depuis l'opération : c'est une sorte de pesanteur douloureuse au niveau du bas-ventre, pesanteur très supportable d'ailleurs, et qui persiste malgré le port d'une ceinture abdominale. Elle a éprouvé aussi, environ un mois après son opération, des douleurs assez vives en urinant, mais ces douleurs ont cessé grâce à l'administration de salicylate de soude.

L'examen local révèle une excellente cicatrice, non sensible, et permet de constater que l'utérus, petit, décongestionné et mobile, est en position normale.

En résumé, même chez cette neurasthénique, l'opération semble avoir donné un bon résultat; d'une part elle a notablement amélioré l'état général, puisqu'elle a diminué le nombre et l'intensité des crises; d'autre part, elle parait avoir également déterminé un amélioration locale, puisque les pertes, très abondantes autrefois, ont maintenant complètement disparu. Quant à la pesanteur très supportable qu'éprouve la malade dans le bas-ventre, il se peut très bien, dit M. Richelot, qu'elle soit d'origine gastro-intestinale plutôt que d'origine utérine.

Observation VIII (inédite).

*Rétrodéviation douloureuse mobile sans annexite. Inclusion
pariétale des ligaments ronds.*

Mme D... entre à l'hôpital Saint-Louis (Isolement, lit n° 39) le
12 novembre 1900, pour des douleurs de bas-ventre.

Antécédents gynécologiques. — Pas d'accouchement ni de
fausse couche.

Début. — La malade souffre dans le ventre depuis huit mois,
mais ses douleurs ont été progressivement en augmentant d'intensité et de fréquence ; elles sont devenues telles qu'actuellement tout
travail est impossible.

Examen. — Col absolument normal. Utérus gros, douloureux,
en rétroflexion très prononcée, mais mobile. Les annexes paraissent normales.

Opération, le 15 novembre 1900. — *Laparotomie.* — Le corps de
l'utérus, rétrofléchi, est absolument enclavé dans le Douglas,
quoique parfaitement libre et mobile. Les annexes sont saines ;
tout au plus les ovaires sont-ils légèrement kystiques. L'utérus
étant réduit, on pratique, pour le maintenir dans cette position, le
raccourcissement des ligaments ronds par inclusion pariétale,
suivant l'usage. Pansement stérilisé.

Suites opératoires très bonnes ; la malade est sortie de l'hôpital
au bout de trois semaines. Malheureusement il nous a été absolument impossible d'avoir le moindre renseignement sur elle depuis
son opération.

Observation IX (inédite).

Rétrodéviation utérine compliquée de prolapsus vaginal. — Réfection du périnée et inclusion pariétale des ligaments ronds.

Mme P... entre à l'hôpital Saint-Louis (Isolement, lit n° 30) en décembre 1899.

Antécédents gynécologiques. — Réglée à 15 ans et demi; règles toujours régulières, mais abondantes. Premier accouchement à 23 ans; Deuxième accouchement à 25 ans; à ce moment, déchirure du périnée. Jamais de fausse couche.

La malade a commencé à souffrir il y a dix-huit mois du ventre, mais ses douleurs ont surtout augmenté depuis quatre ou cinq mois. Actuellement elles sont intermittentes, surviennent à l'occasion des règles ou d'une fatigue, et siègent surtout dans le bas-ventre avec irradiation vers les lombes, le périnée et les cuisses. Dans l'intervalle des règles, quelques pertes blanches. Constipation opiniâtre.

La malade, très nerveuse, présente quelques stigmates d'hystérie. Elle est incapable de tout travail depuis quatre mois.

Examen. — Si on fait pousser la malade, on constate l'issue hors de la vulve de la paroi vaginale antérieure et postérieure.

Toucher : Utérus volumineux en rétroversion ; annexes saines.

Opération, le 7 décembre 1899. — Réfection du périnée. Ensuite, laparotomie ; réduction de l'utérus non adhérent et inclusion des ligaments ronds dans l'angle inférieur de la plaie. Annexes à peu près saines. Pansement stérilisé.

Suites opératoires parfaites.

24 avril 1901. La malade habitant la province ne peut venir nous voir, mais nous envoie de ses nouvelles après avoir consulté son médecin. L'utérus, nous écrit-elle d'après les indications de ce dernier, s'est maintenu à sa place, mais le prolapsus vaginal a

tendance à se reproduire. C'est déjà, paraît-il, ce qu'avait dit à la
malade M. Morestin, consulté à Saint-Louis au mois d'août dernier.
Actuellement Mme P... est toujours très nerveuse; elle souffre
encore un peu du ventre de temps à autre, mais ses douleurs
d'aujourd'hui, dit-elle, ne sont nullement comparables à ses douleurs d'autrefois qui l'obligeaient à un repos presque continuel au
lit et l'empêchaient de travailler. Sur les conseils de son médecin,
pour éviter la reproduction du prolapsus vaginal, Mme P... s'introduit dans le vagin un tampon d'ouate hydrophile qui, paraît-il, la
soulage beaucoup. Un pessaire ferait encore certainement beaucoup
mieux dans ces circonstances.

Observation X (inédite).

*Rétroversion utérine avec hypertrophie du col. Opération
de Bouilly et inclusion pariétale des ligaments ronds.*

Mme Fernande B..., âgée de 28 ans, entre à l'hôpital Saint-Louis
(Isolement, lit n° 23) en octobre 1899.

Antécédents gynécologiques. — Réglée à 14 ans. Accouchement à 18 ans. Sept jours après elle se lève et depuis cette époque
elle a toujours souffert du ventre. Toutefois les douleurs sont particulièrement vives depuis un an. Elles siègent au bas-ventre et
s'irradient vers les lombes et les cuisses. De plus, sensation de
pesanteur au niveau du périnée. Presque pas de pertes blanches.

Toucher. — Gros col non ulcéré. Utérus en rétroversion ;
annexes saines quoique sensibles.

Opération, le 31 octobre 1900. — D'abord, opération de Bouilly
sur le col. Ensuite, laparotomie ; réduction assez pénible de l'utérus
à cause d'adhérences anciennes derrière les ligaments larges.
Raccourcissement des ligaments ronds par inclusion pariétale à
l'angle inférieur de la plaie abdominal.

Suites opératoires parfaites. Soulagement immédiat.

24 avril 1901. La malade nous écrit qu'elle va parfaitement

depuis son opération, à part quelques légères douleurs qu'elle éprouve de temps à autre, mais qui ne l'inquiètent pas.

OBSERVATION XI (inédite).

Rétroflexion utérine avec ovaires polykystiques. Laparotomie, ignipuncture des ovaires et inclusion pariétale des ligaments ronds.

Mme W..., entre à Saint-Louis (Isolement, lit n° 11), en décembre 1899.

Antécédents gynécologiques. — Réglée à 15 ans. Mariée à 18 ans, premier accouchement à 19 ans ; deuxième accouchement à 20 ans. Ces deux accouchements se sont très bien passés, mais au deuxième, la malade s'est levée le neuvième jour, et c'est depuis qu'elle a toujours souffert du ventre.

Actuellement, les douleurs sont telles qu'elles rendent la patiente incapable de tout travail. Elles siègent au bas-ventre avec irradiation vers les fosses iliaques et les lombes. Sensation de pesanteur périnéale. Pertes blanches peu abondantes.

Toucher. — Col gros, non ulcéré. Utérus en rétroversion paraît adhérent. Annexes sensibles.

OPÉRATION, le 16 décembre 1899. — *Laparotomie.* Réduction facile de l'utérus qui n'est nullement adhérent comme on le croyait. Ignipuncture sur les ovaires qui sont scléro-kystiques. Inclusion pariétale des ligaments ronds. Suites opératoires très bonnes.

25 avril 1901. La malade nous écrit qu'elle ne souffre plus du ventre depuis son opération, malheureusement elle souffre au niveau d'une de ses jambes qui a été atteinte de phlébite.

OBSERVATION XII (inédite).

*Rétrodéviation utérine avec ovaires scléro-kystiques. Igni-
puncture ; inclusion pariétale des ligaments ronds.*

Mme R,.., âgée de 19 ans, papetière, entre à Saint-Louis (Isolement, lit n° 5), en février 1900.

Antécédents gynécologiques. — Réglée à 12 ans. Règles
toujours irrégulières et douloureuses. Mariée à 18 ans. Jamais
d'accouchement. Une fausse couche de 2 mois en octobre 1899.
Jamais de symptômes de blennorrhagie.

Souffre dans le ventre depuis le mois de juillet dernier. Douleurs
de bas-ventre, douleurs de rein avec irradiation vers les aines et
le périnée. La malade est incapable de tout effort. Crises d'hystérie
très fréquentes. Dyspepsie.

Toucher. — Col petit. Utérus en rétroversion douloureuse ;
paraît adhérent ; annexes paraissent saines.

OPÉRATION, le 6 février 1900. — Réduction de l'utérus, qui n'est
pas adhérent ; ignipuncture des ovaires qui sont énormes et scléro-
kystiques. Suites opératoires très bonnes.

30 octobre 1900. L'utérus est parfaitement redressé et bien
mobile. Le col est normal, malgré des pertes blanches assez
abondantes. Cependant la malade se plaint de souffrir de partout.
Toujours dyspeptique et très nerveuse.

19 avril 1901. Nous avons des nouvelles de la malade, par son
mari qu'elle a quitté récemment. Au dire de celui-ci, qui nous
paraît très sincère, Mme R... aurait beaucoup exagéré ses souffrances pour ne pas travailler, préférant s'amuser. D'ailleurs,
depuis plusieurs mois déjà, Mme R... fréquente, paraît-il, très
assidûment un café de courtisanes, et semble supporter très
facilement les fatigues de la vie mouvementée qu'elle mène.

Observation XIII (inédite).

Rétrodéviation utérine douloureuse avec annexite double ancienne. Réduction de l'utérus, libération des annexes et inclusion pariétale des ligaments ronds.

Mme H..., âgée de 31 ans, entre à Saint-Louis (Isolement, lit n° 36), en août 1900.

Antécédents gynécologiques. — Un accouchement à 25 ans. Jamais de fausse couche. Souffre du ventre depuis trois ans ; douleurs continuelles particulièrement vives au moment des règles. Ces douleurs s'irradient vers les lombes, le périnée et les cuisses. Règles peu abondantes, ne durant que deux jours en moyenne. Dans l'intervalle, quelques pertes blanches. La malade est extrêmement nerveuse.

Toucher. — Col normal. Utérus petit, immobilisé, en rétroversion, annexes très douloureuses.

Opération, le 4 août 1900. — *Laparotomie.* L'utérus rétrodévié est complètement adhérent, on détruit ces adhérences et on réduit l'utérus. Les annexes sont également prolabées et intimement soudées aux ligaments larges. On les libère péniblement. Inclusion pariétale des ligaments ronds. Suites opératoires normales.

25 avril 1901. La malade nous écrit qu'elle est plus forte depuis son opération et qu'elle souffre moins des reins. Malheureusement, dit-elle, les douleurs qu'elle éprouvait de chaque côté du ventre (au niveau des fosses iliaques probablement), persistent aussi vives. En résumé, actuellement la malade nous paraît souffrir seulement de ses annexes qu'il aurait peut-être fallu enlever au moment de l'opération.

Observation XIV (inédite).

*Rétrodéviation utérine et pyosalpinx gauche. Castration uni-
latérale et inclusion pariétale des ligaments ronds.*

Mme S..., âgée de 28 ans, entre à l'hôpital Saint-Louis (Isolement, lit n° 33), en décembre 1900.

Antécédents gynécologiques. — Pas d'accouchement ni de
fausse couche ; jamais de symptomes de blennorrhagie.

Les règles, autrefois régulières, sont depuis trois ans irrégulières, très abondantes et très douloureuses. Les douleurs de bas-
ventre, qui datent également de trois ans, étaient intermittentes
jusqu'il y a un mois ; depuis cette époque, elles sont continuelles.
Les rapports sexuels sont impossibles. Les symptômes de la rétrodéviation utérine sont au complet. La malade est très nerveuse.

Toucher. — Col petit, gros utérus scléreux, rétrodévié, mobile.
Annexes douloureuses.

Opération, 17 décembre 1900. — Laparotomie. L'utérus rétrodévié est bien mobile, mais les annexes sont fixées par des adhérences molles. A droite, ovaire scléro-kystique gros ; trompe
saine. A gauche, trompe parenchymateuse demi-grosse et ovaire
très gros, plutôt fibreux que kystique. Chose étonnante, par la
pression sort du pavillon libre et sans déformation un pus bien
« purulent ». On fait pour cette raison l'ablation des annexes gauches. Inclusion pariétale des ligaments ronds. Suites opératoires
normales.

23 avril 1901. — La malade prétend toujours souffrir autant
qu'avant son opération ; elle a de plus des pertes verdâtres très
abondantes. Nous nous demandons s'il n'y a pas eu d'infection
gonococcique. Au toucher, nous constatons que l'utérus est toujours bien fixé.

Observation XV (inédite).

*Rétrodéviation utérine avec ovaire scléro-kystique droit.
Résection partielle de cet ovaire et inclusion pariétale des
ligaments ronds.*

Mᵐᵉ L..., âgée de 26 ans, entre à Saint-Louis (Isolement,
lit n° 44) en janvier 1900.

Antécédents gynécologiques. — Réglée à 13 ans. Toujours
bien réglée. Deux accouchements normaux qui se sont très bien
passés. Souffre du ventre depuis six mois; douleurs presque continuelles, surtout même au moment des règles. Les symptômes de
la rétrodéviation utérine sont au complet. Quelques pertes blanches.

Toucher. — Col normal, utérus gros, rétrofléchi, mobile.

Les annexes paraissent saines.

Opération, le 6 janvier 1900. — Laparotomie. Réduction facile
de l'utérus qui est très mobile. Annexes gauche, saines, mais
l'ovaire droit, scléro-kystique, est réséqué partiellement. Inclusion
pariétale des ligaments ronds. Suites opératoires simples.

22 avril 1901. La malade va parfaitement depuis son opération;
elle ne souffre même plus au moment de ses règles; elle coud à la
machine sans éprouver la moindre fatigue. Au toucher on constate
que l'utérus est très bien fixé. En somme, résultat parfait.

Observation XVI (inédite).

*Rétrodéviation utérine avec ovaires scléro-kystiques et gros col.
Opération de Bouilly; ignipuncture des ovaires, inclusion
pariétale des ligaments ronds.*

Mᵐᵉ G..., âgée de 25 ans, entre à Saint-Louis (Isolement, lit
n° 42) en avril 1900.

Antécédents gynécologiques. — Premier accouchement à 17 ans; deuxième accouchement à 22 ans. Fausse couche de deux mois il y a un an. En janvier 1900, curettage à l'Isolement pour métrite hémorrhagique. Depuis cette époque, la malade continue à avoir des pertes et à souffrir presque continuellement du ventre. Les signes de la rétrodéviation utérine dominent particulièrement. Rapports conjugaux très pénibles.

Toucher. — Col gros. L'utérus, volumineux et mobile, est en rétroversion; les annexes, sensibles, paraissent augmentées de volume. Métrorrhagies abondantes. Le massage, essayé pendant trois semaines, ne donne aucun résultat.

Opération, le 7 avril 1900. — Curettage. Opération de Bouilly sur le col. Laparotomie. Les ovaires, scléro-kystiques, sont traités par l'ignipuncture. L'utérus est réduit

Opération de Doléris.

Suites opératoires simples.

23 avril. Les symptômes de la rétrodéviation ont disparu ; la malade souffre seulement un peu de temps à autre au niveau des fosses iliaques.

L'utérus est resté très bien fixé.

Pas de pertes dans l'intervalle des règles.

Cependant, rapports conjugaux toujours pénibles. En somme, très bon résultat.

Observation XVII (inédite).

Rétrodéviation utérine avec ovaires scléro-kystiques. Igni-puncture de l'ovaire droit et inclusion pariétale des liga-ments ronds.

Mme S..., âgée de 26 ans, entre à Saint-Louis (Isolement, lit nº 7), en mars 1900.

Antécédents gynécologiques. — Réglée à 12 ans. Règles toujours régulières. A 24 ans, fausse couche de deux mois et demi à la suite de laquelle elle dut subir un curettage à l'Isolement. Souffre depuis cette époque d'une façon presque continuelle, surtout au moment des règles. Tous les signes de la rétrodéviation utérine existent. Constipation opiniâtre. Quelques pertes blanches. Malade assez nerveuse,

Toucher. — Utérus rétrodévié, mobile; annexes sensibles.

OPÉRATION, le 17 mars 1900. — *Laparotomie.* — Rétroversion mobile. Ovaires scléro-kystiques, surtout à gauche; de ce côté seulement on fait de l'ignipuncture. Réduction de l'utérus. Inclusion pariétale des ligaments ronds. Suites opératoires simples.

23 avril 1901. La malade va parfaitement; à peine a-t-elle quelques légères douleurs au moment de ses règles. L'utérus est resté parfaitement fixé.

OBSERVATION XVIII (inédite).

Rétroversion utérine adhérente avec ovaires scléro-kystiques et gros col. Opération de Bouilly, inclusion pariétale des ligaments ronds.

Mme B... entre à Saint-Louis (Isolement, lit n° 20) en mai 1900.

Antécédents gynécologiques. — Réglée à 16 ans. Jamais d'accouchement, ni de fausse couche, ni de signes de blennorrhagie. Depuis cinq ans, règles irrégulières, abondantes et douloureuses. Dans l'intervalle, quelques pertes blanches. La malade ne souffre pas à proprement parler, mais éprouve au niveau du bas-ventre une sensation très pénible de pesanteur. Elle est incapable de tout effort et est obligée de renoncer momentanément à travailler.

Toucher. — Col gros. Utérus rétroversé, paraissant mobile, sans annexite.

OPÉRATION, le 10 mai 1900. — Curettage, opération de Bouilly, laparotomie; réduction de l'utérus, adhérent malgré sa mobilité apparente. Libération des annexes qui sont également adhérentes.

Les ovaires sont scléreux, petits, rétractés. Inclusion pariétale des ligaments ronds. Suites opératoires normales.

18 avril 1901. Nous ne parvenons pas à revoir la malade, mais nous rencontrons une de ses amies intimes qui l'a vue récemment et chez laquelle elle était domiciliée au moment de son entrée à l'hôpital. Cette amie nous raconte que Mme B... va actuellement très bien.

Observation XIX

Rétroversion utérine avec sclérose de l'appareil utéro-ovarien. Inclusion pariétale des ligaments ronds.

Mme T..., âgée de 23 ans, entre à l'hôpital Saint-Louis (Isolement, lit n° 46), en novembre 1900.

Antécédents gynécologiques. — Accouchement il y a quatorze mois, très pénible. Pas de fausse couche. Règles très irrégulières. Dans l'intervalle, pertes blanches. Signes de rétroversion. Rein droit mobile. Dilatation d'estomac. Femme très nerveuse.

Examen. — Au toucher, on reconnait un gros utérus en rétroversion mobile, peu douloureux.

Au spéculum, on constate un col frais et rose, d'où sort un mucus absolument clair mais très abondant. C'est surtout pour cette leucorrhée que la malade vient à l'hôpital. Il semble que le redressement de l'utérus doive supprimer la congestion et le catarrhe, puisqu'il n'y a pas de métrite.

Opération, le 22 novembre 1900. — *Laparotomie.* Gros utérus rétroversé congestionné, mobile, avec ovaire légèrement sclérokystique. Inclusion pariétale des ligaments ronds. Suites opératoires simples.

Il nous a été impossible de retrouver cette malade.

Observation XX (inédite).

*Rétroversion utérine avec métrorrhagie sans métrite. Inclu-
sion pariétale des ligaments ronds.*

Mme F..., blanchisseuse, entre à Saint-Louis (Isolement, lit n° 42),
en février 1900.

Antécédents gynécologiques. — Manquent. Depuis deux ans,
métrorrhagies qui sont devenues particulièrement abondantes
depuis trois mois. Pour cette raison, la malade a dû renoncer à
travailler. Douleurs de bas-ventre peu accusées.

Toucher. — Gros utérus scléreux, en rétroversion, mobile. Col
normal.

Opération, 17 février 1900. — Curettage qui ne ramène aucune
fongosité, preuve qu'il n'y a pas de métrite. Laparotomie, réduction facile de l'utérus, qui est globuleux mais non adhérent. Inclusion pariétale des ligaments ronds. Suites opératoires très simples.

Il eût été particulièrement intéressant dans ce cas de connaître
le résultat définitif de l'opération ; aussi avons-nous recherché
très activement la malade. Malheureusement nos recherches sont
restées infructueuses.

Observation XXI (inédite).

*Rétroversion utérine apparemment mobile et simple, en réa-
lité adhérente avec annexite double. Curettage, opération de
Bouilly, castration double, inclusion pariétale des ligaments ronds.*

Mme H..., âgée de 24 ans, entre en octobre 1900 à l'hôpital
Saint-Louis (Isolement, lit n° 33).

Antécédents gynécologiques. — Incomplets. La malade a fait deux avortements, un de quatre mois et un de six mois, et un accouchement prématuré de huit mois. Les douleurs de ventre ont commencé il y a quatorze mois, au moment de son dernier avortement, mais elles sont particulièrement vives depuis six mois. Constipation opiniâtre.

Gros utérus rétroversé semble mobile et sain, annexite très douteuse. Col gros infecté.

OPÉRATION, 25 octobre 1900. — D'abord on fait le curettage et l'opération de Bouilly. Ensuite laparotomie, l'utérus très gros est adhérent ; on détruit les adhérences et on réduit l'utérus. Les annexes sont très malades, tellement même qu'on ne peut songer à les conserver. On fait donc une castration bilatérale, puis le raccourcissement intra abdominal des ligaments ronds suivant l'usage. Suites opératoires très simples.

Nous n'avons pas revu cette malade.

OBSERVATION XXII (inédite).

Rétroflexion utérine avec ovaires scléro-kystiques. Ignipuncture des ovaires et inclusion pariétale des ligaments ronds.

Mlle B..., âgée de 24 ans, entre à Saint-Louis (Isolement, lit n° 38) en octobre 1899.

Antécédents gynécologiques. — Réglée à 15 ans ; règles régulières, mais toujours très douloureuses. Pas d'accouchement ni de fausse couche. Depuis quatre ans, douleurs de bas-ventre facilement exaspérées par la fatigue. Pas de pertes dans l'intervalle des règles.

Toucher. — Utérus gros en rétroflexion, douloureux. Pas d'annexite apparente.

OPÉRATION, le 19 octobre 1899. — Laparotomie. Réduction facile de l'utérus. Les ovaires, scléro-kystiques, sont traités par l'ignipuncture.

Inclusion pariétale des ligament ronds.

Suites opératoires très simples.

Nous n'avons pu retrouver cette malade.

Observation XXIII (inédite).

Rétroflexion utérine mobile avec sclérose de l'appareil utéro-ovarien. Inclusion pariétale des ligaments ronds.

Mme T..., âgée de 32 ans, entre à Saint-Louis (Isolement, n° 3) en février 1900.

Antécédents gynécologiques. — Réglée à 13 ans; 5 accouchements; se sont tous très bien passés. Depuis quatre ans, symptômes de rétrodéviation utérine. Hernie inguinale gauche. Rein mobile droit.

Toucher. — Utérus douloureux, rétrofléchi, mobile.

Opération, le 13 février 1900. — *Laparotomie.* — Réduction facile de l'utérus qui est gros et non adhérent. Les ovaires sont scléro-kystiques, mais comme ils ne sont pas douloureux, on ne fait pas d'intervention de ce côté. Inclusion pariétale des ligaments ronds. Cure radicale de la hernie inguinale.

Suites opératoires très simples.

Nous n'avons pu revoir cette malade.

Observation XXIV (inédite).

Rétrodéviation douloureuse apparemment mobile et sans annexite, en réalité adhérente et compliquée d'annexite double. Castration unilatérale et inclusion pariétale des ligaments ronds.

Mme F..., opérée en ville par le Dr Richelot.

La malade présente au complet tous les symptômes de la rétro-

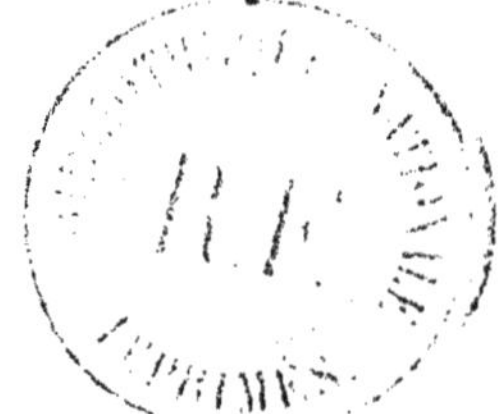

déviation douloureuse ; toutefois, celle-ci paraît mobile et sans annexite.

OPÉRATION, le 3 août. — *Laparotomie.* — L'utérus, rétroversé, est complètement adhérent. On le réduit après avoir détruit les adhérences. Les annexes gauches sont malades à tel point qu'on est obligé de les enlever. Les annexes droites, malades, sont laissées après avoir été libérées de leurs adhérences. Inclusion pariétale des ligaments ronds. Suites opératoires très simples.

Malade non revue.

OBSERVATION XXV (inédite), due à l'obligeance de M. DOLÉRIS.

Rétrodéviation mobile avec annexite double. Castration uni-latérale. Inclusion pariétale des ligaments ronds.

Mme L...., âgée de 22 ans, entre à l'hôpital Boucicaut (service de la Maternité), en janvier 1899.

Antécédents gynécologiques. — En mai 1898, la malade fait une chute sur le siège à la suite de laquelle elle ressent une violente douleur dans le bas-ventre.

Depuis, elle ne cesse pour ainsi dire de souffrir et ses règles sont devenues très irrégulières.

En octobre 1898, la malade entre une première fois dans le service pour une perte abondante qui cesse au bout de quinze jours.

Elle rentre de nouveau en janvier 1899, présentant tous les symptômes de la rétrodéviation utérine.

Toucher. — Utérus complètement rétrodévié ; annexes volumineuses adhérentes et douloureuses.

Après quelques jours de repos, on décide l'opération.

OPÉRATION, le 30 janvier 1899. — *Laparotomie.* — Réduction facile de l'utérus qui est mobile. Ablation des annexes gauches, très malades. Simple libération des annexes droites. Inclusion pariétale des ligaments ronds. Suites opératoires très simples.

Malade non revue.

Observation XXVI (inédite), due à l'obligeance de M. Doléris.

Rétrodéviation douloureuse mobile. Inclusion pariétale des ligaments ronds.

Mme P... entre à la Maternité de l'hôpital Boucicaut en août 1900.

Antécédents gynécologiques. — Réglée à 12 ans ; règles toujours irrégulières. Jamais d'accouchement ni de fausse couche. Depuis un an, pertes blanches assez abondantes. La malade présente depuis deux ans les symptômes de la rétrodéviation utérine, mais ces symptômes sont particulièrement accusés depuis quelques mois. Actuellement, la malade est incapable de tout effort.

Toucher. — Utérus rétrofléchi. Annexes normales.

Opération le 7 août 1900 (anesthésie à la cocaïne lombaire). — *Laparotomie.* — Réduction facile de l'utérus qui est mobile. Inclusion pariétale des ligaments ronds. L'anesthésie à la cocaïne détermine chez cette malade quelques nausées, mais pas de vomissements.

Suites opératoires très simples.

Le 24 octobre, la malade vient à la consultation parce que depuis quelques jours elle a des coliques. L'utérus est parfaitement fixé et elle ne souffre pas de ce côté.

Observation XXVII (inédite), due à l'obligeance de
M. le Dr Doléris.

*Rétrodéviation mobile. Inclusion pariétale des ligaments ronds
(nouveau procédé).*

Mme M... entre à l'hôpital Boucicaut (Maternité, lit n° 39), en janvier 1901.

Antécédents gynécologiques. — Réglée à 18 ans. Règles toujours irrégulières. A 22 ans, accouchement pénible à Baudelocque. Le 25 janvier 1901, fausse couche de deux mois pour laquelle la malade entre à Boucicaut et subit un curettage le 30 janvier.

La patiente, continuant à souffrir du ventre et présentant tous les symptômes de la rétrodéviation utérine, M. Doléris se décide à intervenir le 12 février 1901.

OPÉRATION, le 12 février. — *Laparotomie.* — Annexes normales. Réduction facile de l'utérus et inclusion pariétale des ligaments ronds suivant le nouveau procédé de M. Doléris.

Suites opératoires très simples.

OBSERVATION XXVIII (inédite), due à l'obligeance de M. DOLÉRIS.

Rétrodéviation utérine. Inclusion pariétale des ligaments ronds (nouveau procédé).

Mme B... entre à la Maternité de l'hôpital Boucicaut, lit n° 5, en février 1901.

Antécédents gynécologiques. — A 24 ans, signes de blennorrhagie. Depuis, douleurs de bas-ventre et pertes. Il y a huit mois, fausse couche. Règles peu abondantes, mais très douloureuses.

Actuellement, la malade présente des symptômes de rétrodéviation utérine et d'annexite droite.

Toucher. — Col volumineux ; muqueuse utérine ectropionnée. Utérus rétrodévié. Annexes droites douloureuses.

OPÉRATION, le 8 mars. — *Laparotomie.* — Réduction facile de l'utérus; libération des annexes et inclusion pariétale des ligaments ronds suivant le nouveau procédé.

Suites opératoires très simples.

Observation XXIX (inédite), due à l'obligeance de M. le Dr Doléris.

Rétrodéviation d'un utérus fibromateux. Annexite double et colpocèle. Castration double. Inclusion pariétale des ligaments ronds. Périnéoplastie.

Mme B...., âgée de 33 ans, opérée en ville par M. Doléris, le 3 avril 1901.

Antécédents gynécologiques. — Trois accouchements : premier, il y a 5 ans ; deuxième, il y a 12 ans ; troisième, il y a 5 ans. La malade présente actuellement tous les symptômes de la rétrodéviation utérine et d'une annexité double. D'ailleurs, au mois de septembre dernier, elle a eu une pelvi-péritonite avec forte fièvre qui a nécessité un mois de repos absolu au lit.

Examen. — Rétroversion d'un gros utérus qui semble fibromateux ; annexite double. Colpocèle.

Opération, décidée le 3 avril 1901. — *Laparotomie.* — On est obligé d'enlever les annexes des deux côtés ; car elles sont très malades. Sur l'insistance d'un médecin, parent de la malade, M. Doléris laisse l'utérus qui est un peu fibromateux, et se borne à le maintenir en antéversion par l'inclusion pariétale des ligaments ronds. Ensuite périnéoplastie. Suites opératoires très simples.

Observation XXX (inédite), due à l'obligeance de M. Doléris.

Rétrodéviation utérine et prolapsus vaginal. Inclusion pariétale des ligaments ronds (nouveau procédé) et colpopérinéorrhaphie.

Mme C..., entre à la Maternité de l'hôpital Boucicaut, en avril 1901.

Antécédents gynécologiques. — Réglée à 14 ans. Règles toujours régulières, abondantes et douloureuses. Il y a cinq ans, grossesse suivie d'un accouchement à terme assez pénible. Depuis, signes de rétrodéviation utérine rendant tout effort impossible.

Toucher. — Utérus rétroversé. Prolapsus vaginal.

OPÉRATION, le 23 avril. — *Laparotomie.* — Réduction facile de l'utérus et inclusion pariétale des ligaments ronds suivant le nouveau procédé. Ensuite colpopérinéorrhaphie.

Suites opératoires très simples.

OBSERVATION XXXI (In th. FUMEY (1), résumée).

L..., âgée de 28 ans, névropathe, présente les symptômes d'une rétroversion utérine et d'une annexite double. Opération le 5 mai 1891. Laparotomie ; salpingo-ovariotomie double ; réduction de l'utérus et fixation des pédicules et des ligaments ronds dans l'angle inférieur de la plaie. La malade, revue plusieurs années après, allait parfaitement.

OBSERVATION XXXII (In th. FUMEY, résumée).

A..., de Saint-Omer, névropathe comme la précédente, est affligée d'une colpocèle, d'un prolapsus et d'une rétroversion irréductible compliquée d'une double salpingo-ovarite. Opération le 18 juin 1891. Laparotomie ; ablation des annexes ; réduction de l'utérus ; fixation des pédicules et des ligaments ronds dans l'angle inférieur de la plaie abdominale ; périnéorrhaphie. Malade revue en 1895 ; ne souffre pas du tout.

OBSERVATION XXXIII (In th. FUMEY, résumée).

F..., 42 ans. L'examen révèle une cervicite kystique chronique, une colpocèle antérieure et postérieure et un utérus myomateux

(1) FUMEY. *Lot. cit.*

volumineux, en rétrodéviation. Opération le 12 décembre 1892.
D'abord curettage, opération de Schrœder et colpopérinéorrhaphie. Ensuite, laparotomie. A gauche, on constate un varicocèle
micro-ovarique énorme ; à droite, un kyste parovarique et des
mésokystes de l'ovaire de ce côté ; on fait la castration bilatérale.
puis, après avoir réduit l'utérus, on inclut les ligaments ronds dans
la plaie abdominale. Guérison opératoire ; malade non suivie.

Observation XXXIV (In th. Fumey, résumée)!

L..., 30 ans. Cervicite chronique, annexite droite et utérus
volumineux en rétroversion. Opération le 26 janvier 1898. Curettage, opération de Schrœder, laparotomie, ablation des annexes
droites, réduction de l'utérus et inclusion pariétale des ligaments
ronds. Malade revue récemment ; allait parfaitement.

Observation XXXV (In th. Fumey, résumée).

G..., domestique, 42 ans, a déjà été opérée en 1895 en Amérique
par le Dr Coe qui fit l'opération de Schrœder et une colpopérinéorrhaphie suivie de l'application d'un pessaire, pour combattre la
rétrodéviation utérine persistante. La malade, continuant à souffrir,
consulte le Dr Doléris qui décide d'intervenir en février 1898.
Laparotomie ; ablation des annexes droites ; libération des annexes
gauches ; réduction de l'utérus qui est en rétrodéviation complète,
et inclusion pariétale des ligaments ronds. Suites opératoires très
bonnes ; la malade, revue longtemps après, allait parfaitement.

Observation XXXVI (In th. Fumey, résumée).

D..., âgée de 35 ans, couturière. Subinvolution utérine consécutive à l'expulsion d'un fœtus macéré retenu mort dans l'utérus

pendant deux mois environ. Rétrodéviation utérine. Colpocèle, annexite double. Opération le 21 avril 1898. Laparotomie ; salpingo-ovariotomie gauche ; libération des annexes droites ; réduction de l'utérus ; inclusion pariétale des ligaments ronds. Suites opératoires très bonnes. A la fin du mois de mai 1898, la malade ne souffrait plus.

Observation XXXVII (In th. Fumey, résumée).

S..., culottière, âgée de 35 ans. Utérus prolabé et rétrodévié : cystocèle, hydrosalpinx gauche. Opération le 20 avril 1898. Laparotomie ; ablation des annexes gauches ; réduction de l'utérus ; raccourcissement intra-abdominal des ligaments ronds par inclusion pariétale. La malade, revue en 1900, était enceinte et sa grossesse évoluait normalement. Nous avons cherché nous-même à revoir cete malade, mais nous n'avons pu y réussir, Mme S... ayant quitté son ancien domicile sans laisser sa nouvelle adresse.

Observation XXXVIII (In th. Fumey, résumée).

B..., lingère, âgée de 26 ans. Utérus prolabé et rétrodévié. Cervicite kystique, annexite droite. Opération le 19 mai 1898 après le port prolongé d'un pessaire de Hodge. Laparotomie. Libération des annexes, réduction de l'utérus et inclusion pariétale des ligaments ronds. Revue deux mois après, son opération, la malade ne souffrait plus.

Observation XXXIX (In th. Fumey, résumée).

R..., domestique, âgée de 31 ans. Rétroversion accentuée, annexite droite ; laparotomie le 25 juin 1898. Réduction de l'utérus après libération pénible d'adhérences réunissant cet organe à

l'intestin. Inclusion pariétale des ligaments ronds. Guérison opératoire. Malade non revue.

Observation XL (In th. Fumey, résumée).

R..., femme de chambre, 22 ans. Utérus gros et rétrodévié. Prolapsus douloureux des annexes. Opération le 12 juillet 1898. Laparotomie. Réduction de l'utérus et inclusion pariétale des ligaments
ronds. Malade venue consulter peu après son opération, allait bien.

Observation XLI (In th. Naulleau (1), résumée).

C..., 27 ans. Rétroflexion douloureuse sans annexite. Opération
le 27 février 1899 par le Dr Vignard. Le ligament rond du côté
gauche est seul fixé à la paroi. Suites opératoires très bonnes. Le
9 septembre suivant, fausse couche de trois mois. Le 22 octobre
on examine la malade et on constate que l'utérus est parfaitement
fixé; l'opérée va d'ailleurs parfaitement.

Observation XLII (In th. Naulleau, résumée).

Gabrielle A..., 20 ans, lingère. Rétroflexion utérine douloureuse sans annexite. Opération le 10 mars 1899, par le Dr Vignard.
Laparotomie, inclusion pariétale du ligament rond droit. Suites
opératoires très bonnes. La malade, revue au mois d'octobre suivant, allait très bien.

Observation XLIII (In th. Naulleau, résumée).

Mme X..., 23 ans. Rétroflexion utérine douloureuse avec ovaire
droit scléro-kystique et cystite. Opération par le Dr Vignard, le

(1) Naulleau. *Loc. cit.*

19 juin 1899. Laparotomie, ablation des annexes droites, inclusion pariétale du ligament rond droit. La malade est revue sept mois après son opération : tous les symptômes de la rétroflexion ont disparu, mais il persiste encore un peu de cystalgie.

Observation XLIV (In th. Naulleau, résumée).

Mme C..., hystérique. Rétroflexion utérine douloureuse consécutive à un accouchement après lequel elle s'est levée le deuxième jour. Opération le 9 juin 1899, par le Dr Vignard. Laparotomie, inclusion pariétale d'un seul ligament. La malade est revue le 30 octobre suivant : l'utérus est toujours bien maintenu, mais les douleurs abdominales, malheureusement, persistent. Il est certain, dit Naulleau dans sa thèse, que ces douleurs abdominales doivent être mises uniquement sur le compte de la névropathie de la malade, puisque les annexes sont saines et que l'utérus est en position normale.

Observation XLV (In th. Naulleau, résumée).

L..., domestique. Rétroversion utérine douloureuse sans annexite. Opération le 8 mars 1899, par le Dr Bureau. Inclusion pariétale du ligament rond droit. La malade, revue le 2 octobre, va très bien ; l'utérus reste parfaitement fixé.

Observation XLVI (In th. Naulleau, résumée).

R..., 38 ans. Rétroversion utérine douloureuse. Opération le 11 juillet 1894, par le Dr Bureau. Inclusion pariétale d'un seul ligament rond ; suites opératoires excellentes. La malade, revue le 2 octobre suivant, va très bien et son utérus se maintient en bonne position.

Observation XLVII (In th. Naulleau, résumée).

B..., 30 ans. Rétroflexion utérine douloureuse sans annexite. Opération le 5 septembre 1899. Inclusion pariétale du ligament rond gauche. Quand la malade sort de l'hôpital, trois semaines après son intervention, elle ne souffre plus; malheureusement elle n'a pu être revue depuis.

Observation XLVIII (In th. Naulleau, résumée).

T..., 41 ans, névropathe, ptosique. Rétroflexion utérine douloureuse sans annexite. Opération le 1er mars 1899, par le Dr Vignard. Inclusion pariétale d'un seul ligament rond. Suites opératoires excellentes. La malade est revue le 17 novembre 1899 : elle est toujours très nerveuse et toujours dyspeptique, mais elle souffre beaucoup moins; l'utérus, quoique mobile, est d'ailleurs en bonne position.

Observation XLIX (In th. Landron (1), résumée).

Procédé de Wylie. — R..., 23 ans, ménagère. Rétroflexion utérine douloureuse adhérente. Opération le 1er juillet 1897, par M. Monprofit. Raccourcissement intra-abdominal des ligaments ronds. La malade, auparavant stérile, devient enceinte quelques temps après; sa grossesse évolue normalement et l'accouchement se fait sans accident. L'opérée est revue en novembre 1899 : elle est enceinte pour la seconde fois, de trois mois environ, et va bien.

(1) LANDRON. *Loc. cit.*

Observation L (In th. Landron, résumée).

Procédé de Wylie. — M..., 27 ans, cuisinière. Rétroflexion utérine adhérente. Opération par M. Monprofit, le 14 septembre 1897. Raccourcissement intra-abdominal des ligaments ronds. La malade, revue quelques mois (?) après, va très bien.

Observation LI (In th. Landron, résumée).

Procédé de Wylie. — L..., 39 ans, cafetière. Rétroflexion utérine adhérente. Opération, le 4 juin 1898, par M. Monprofit. La malade, revue en novembre 1899, ne présente plus aucun signe de rétroflexion ; elle souffre seulement un peu au moment de ses règles ; malheureusement elle a un ulcère de l'estomac.

Observation LII (In th. Landron, résumée).

Procédé de Wylie. — B..., âgée de 34 ans, ménagère. Rétroflexion utérine avec salpingo-ovarite gauche. Opération le 20 décembre 1898, par M. Monprofit. Ablation des annexes gauches, raccourcissement intra-abdominal des ligaments ronds. La malade sort de l'hôpital en janvier 1899, très soulagée, malheureusement elle n'a pu être revue.

Observation LIII (In th. Landron, résumée).

Procédé de Wylie. — B..., âgée de 31 ans, ménagère. Rétroversion utérine adhérente, douloureuse. Opération, 27 déc. 1898, par M. Monprofit. Raccourcissement intra-abdominal des ligaments ronds. La malade sort de l'hôpital en janvier 1897, soulagée. Elle n'a pas été revue.

OBSERVATION LIV (In th. LANDRON, résumée).

Procédé de Wylie. — B..., âgée de 35 ans. Rétroflexion utérine douloureuse avec annexite droite. Opération, 14 mars 1899 (M. Monprofit). Ablation des annexes droites. Raccourcissement intra-abdominal des ligaments ronds. La malade quitte l'hôpital le 3 avril 1897 en très bon état. Elle n'a pas été revue depuis.

OBSERVATION LV (In th. LANDRON, résumée).

Procédé de Wylie. — B..., 21 ans, ouvrière. Rétroflexion utérine avec ovarite. Opération par M. Monprofit, le 25 mars 1899. Libération et transfixion des ovaires droits. Suites opératoires très bonnes. La malade quitte l'hôpital le 10 mai, en bon état. Elle n'a pas été revue depuis.

OBSERVATION LVI (In th. LANDRON, résumée).

Procédé de Wylie. — C..., 21 ans, ménagère. Rétroflexion utérine avec annexite droite. Opération le 27 juin 1899, par M. Monprofit. Ablation des annexes droites. Raccourcissement intra-abdominal des ligaments ronds. La malade quitte l'hôpital le 20 juillet 1899, très soulagée. Elle n'a pas été revue depuis.

OBSERVATION LVII (In th. LANDRON, résumée).

Procédé de Wylie. — R..., 25 ans, journalière. Rétroflexion utérine avec ovaires kystiques. Opération le 28 octobre 1899, par M. Monprofit. Résection partielle des deux ovaires; raccourcissement intra-abdominal des ligaments ronds. La malade n'a pas été revue depuis sa sortie de l'hôpital, le 19 novembre 1899; elle allait à ce moment très bien.

OBSERVATION LVIII (In th. LANDRON, résumée).

Procédé de Wylie. — B..., 28 ans, ménagère. Rétroflexion utérine sans annexite. Opération le 14 novembre 1899, par M. Monprofit. Raccourcissement intra-abdominal des ligaments ronds. La malade sort de l'hôpital, très soulagée, le 2 décembre 1899 ; elle n'a pas été revue depuis.

OBSERVATION LIX (1).

Rétroversion utérine irréductible et douloureuse. Utérus assez volumineux en léger prolapsus. Traitement par l'excision cunéiforme longitudinale, superficielle, médiane, antérieure et postérieure, et la ligamentopexie intra-pariétale médiane antérieure et entre-croisée des ligaments ronds.

Nous avons eu à soigner, en septembre dernier une malade multipare ayant subi antérieurement une salpingo-ovariectomie gauche pour salpingite. Elle avait été tout d'abord améliorée par cette opération. Mais bientôt des douleurs surviennent, de plus en plus intenses, surtout au moment des règles, si bien que dix-huit mois après cette opération elle entre à l'hôpital Necker où nous eûmes à l'observer pendant quelque temps. Les douleurs étaient réelles. Le périnée n'était pas déchiré, et nous lui fîmes l'opération complexe suivante :

OPÉRATION. — *Premier temps :* Laparotomie et examen des lésions. Le ventre ouvert, nous trouvons l'utérus en rétroversion plaqué contre la face antérieure du rectum, mais non adhérent à celui-ci.

L'ovaire laissé en place est très volumineux, la trompe est un peu hypertrophiée. Les ligaments utéro-sacrés sont déplissés. Le

(1) MAUCLAIRE. *Annales de gynécologie*, février 1901 : article sur le Traitement des déviations utérines.

ligament large n'a plus sa hauteur normale, il est étalé. Quelques kystes existant à la surface de l'ovaire, nous pratiquons la salpingo-ovariectomie, car la salpingo-ovaropexie ligamentaire suivant la méthode d'Imlach ne paraît pas suffisante pour fixer l'ovaire volumineux. L'ovaire est greffé dans le pli inguinal et ne donne lieu ultérieurement à aucun accident opératoire.

Deuxième temps : Sur l'utérus nous pratiquons l'hystérectomie cunéiforme longitudinale superficielle, médiane antérieure et postérieure.

Troisième temps : Sur l'utérus nous pratiquons ensuite la ligamentopexie médiane antérieure et entre-croisée des ligaments ronds. Ceux-ci sont détachés, puis ils sont attirés dans la plaie médiane et entre-croisés au niveau de celle-ci ; un catgut maintient cet entre-croisement définitivement. Enfin les deux ligaments sont fixés à la paroi abdominale, le ligament droit se trouve fixé à gauche et vice versa. La malade ne pouvant plus avoir de grossesse, cet entre-croisement ne nous a pas paru dangereux pour l'avenir.

Cette malade fut revue deux mois après : le redressement utérin était encore maintenu.

OBSERVATION LX (1).

Rétroflexion utérine douloureuse et irréductible. Traitement par : 1° l'hystérectomie longitudinale. cunéiforme, superficielle, médiane antérieure et postérieure ; 2° l'affrontement des deux ligaments utéro-sacrés avivés ; 3° la ligamentopexie intra-pariétale médiane antérieure des ligaments ronds ; 4° la salpingo-ovaropexie ligamentaire.

Nous avons eu l'occasion de soigner une malade atteinte de rétroflexion utérine déjà ancienne et non réductible par les pessaires. Le périnée n'était pas déchiré, il n'y avait aucun prolapsus vaginal.

Nous pratiquâmes l'opération suivante :

(1) MAUCLAIRE. *Loc. cit.*

Opération. — *Premier temps* : Laparotomie médiane et examen des lésions.

Le ventre une fois ouvert, nous notons que l'utérus est rétrofléchi mais sans prolapsus, il est un peu augmenté de volume ; en cherchant à réduire l'utérus le corps revient sur le col comme attiré par un ressort situé au niveau de l'isthme. Dans le cul-de-sac postérieur plongeaient les annexes un peu hypertrophiées mais non entourées d'adhérences.

Deuxième temps : Excision cunéiforme, longitudinale superficielle, médiane et sur la face antérieure et sur la face postérieure de l'utérus.

Cette excision part du fond de l'utérus et descend jusqu'à l'insertion vaginale du col. La portion d'utérus excisée, ayant la forme d'une tranche d'orange, présente un demi-centimètre de profondeur. Les plaies utérines antérieures et postérieures saignent un peu ; elles sont suturées transversalement au catgut par des points séparés.

Après cette excision et cette suture l'utérus se maintient bien rectiligne.

Troisième temps : Salpingo-ovaropexie ligamentaire. La partie externe du ligament large est plissée comme dans le procédé d'ovaropexie d'Imlach. De plus, aux points de suture les bourses ramènent en avant la moitié externe des trompes prolabées.

Quatrième temps : Affrontement et sutures des ligaments utéro-sacrés avivés.

Pour éviter la rétroversion consécutive nous pratiquons l'avivement des deux ligaments utéro-sacrés sur une longueur de 2 centim., et leur affrontement par deux points de suture au catgut.

Cinquième temps : Ligamentopexie intra-pariétale médiane et antérieure des deux ligaments ronds.

Les ligaments ronds sont détachés au niveau de l'orifice inguinal ; ils sont attirés en avant sur la ligne médiane et suturés à droite et à gauche comme dans le procédé Ruggi-Doléris. Notre malade alla bien jusqu'au moment de la sortie ; mais elle n'a pu être revue, malgré nos recherches.

CONCLUSIONS

I. — L'intervention chirurgicale nous paraît indiquée
d'emblée dans les cas de rétrodéviations utérines douloureuses très adhérentes, compliquées ou non d'annexite. Elle
nous paraît également indiquée dans les cas de rétrodéviations utérines douloureuses, mobiles ou facilement mobili-
sables ; mais alors, seulement, lorsque les moyens médicaux ont échoué. L'âge avancé, un mauvais état général,
la ptose vésicale généralisée constituent autant de contre-
indications chirurgicales.

II. — Les différentes opérations, autres que celle qui nous
occupe, proposées pour combattre les rétrodéviations utérines ont toutes des avantages et des inconvénients. C'est
ainsi que parmi les principales l'hystéropexie abdominale
et la vagino-fixation, tout en ayant les qualités des opérations à ciel ouvert, placent l'utérus dans une position tout à
fait antiphysiologique, tandis qu'au contraire l'opération
d'Alexander, qui met l'utérus en position normale, est une
opération absolument aveugle.

III. — Le raccourcissement intra-abdominal des ligaments ronds réunit les avantages des différentes interventions précédentes sans en avoir les inconvénients ; c'est, en
effet, une opération à ciel ouvert, qui place la matrice en

antéversion physiologique. Les procédés proposés pour l'exécuter sont multiples ; mais nous accordons la préférence aux procédés par inclusion pariétale, qui ont le double mérite d'abord d'agir sur la portion interne des ligaments ronds très solide et ensuite de substituer à l'insertion inguino-pubienne peu résistante une insertion sus-pubienne très efficace. Le dernier procédé proposé par M. Doléris nous paraît surtout séduisant.

IV. — D'après certains auteurs, en particulier d'après M. Doléris, le raccourcissement intra-abdominal des ligaments ronds est toujours suffisant pour corriger et maintenir réduite la rétrodéviation. Suivant d'autres auteurs, au contraire, en particulier suivant Jonnesco et Mauclaire, il est indispensable d'agir en même temps sur l'utérus et de pratiquer une cunéo-hystérectomie. Cette intervention ne nous paraît d'ailleurs indiquée que dans les cas relativement rares où il y a une tendance invincible à la reproduction de la rétrodéviation.

V. — Les complications opératoires et post-opératoires, dans le cas de rétrodéviation simple ou compliquée d'annexite légère sont tout à fait exceptionnelles.

VI. — Le résultat immédiat de l'opération qui nous occupe est généralement parfait, car les malades éprouvent rapidement un soulagement immense. En revanche, la date trop récente et le petit nombre des observations résumées jusqu'ici ne nous permettent pas actuellement de nous prononcer d'une façon aussi catégorique sur les résultats éloignés. Cependant, les quelques faits que nous avons pu recueillir nous donnent déjà le meilleur espoir, aucune récidive n'ayant encore été signalée.

VII. — Comme tous les traitements médicaux et chirurgicaux des rétrodéviations utérines, le raccourcissement intra-abdominal des ligaments ronds favorise la conception. De plus, contrairement à l'hystéropexie abdominale et à la vagino-fixation, l'opération que nous proposons paraît exercer, de même que l'Alexander, une influence favorable sur l'évolution de la grossesse et sur la marche du travail.

INDEX BIBLIOGRAPHIQUE

Abbe (R.). — Fixation of the round Ligament. *Ann. of Surg.*, 1896, déc., fasc. 48, p. 699.

— A method of dealing with the round. Ligaments in Alexander's operation for shortening them. *Ann. Surg.*, 1895, XXVI, 1899.

Abel. — *Bulletin médical*, 18 mars 1896.

Adams (J. A.). — A New operatian for uterine de placement1. *Glascow med. J.*, 1882, XVII, p. 437-446.

Alexander (W.). — Shortening the round ligaments. *Brit. med. J.*, 1885, p. 671.

— The reciprocal effects of pregnancy and parturition upon the operation of shortening the round ligaments of the uterus. *Brit. med. J.*, 1891, p. 348-350.

— Grossesse après Alexander. *Edinb. med. J.*, 1885.

Alloway. — A report of twenty cases of shortening the round ligaments at the external inguinal opening in the treatment of retro-displacement of the uterus. *Montréal med. J.*, 1899-90, p. 721-730.

Aran. — *Traité des maladies de l'utérus.*

Audebert et Binaud. — *Gazette des sciences médicales de Bordeaux,* 8 et 15 août 1897.

Auvard. — *Traité de gynécologie.*

Bastianelli. — Sull'operazione die Alexander modificata e sulla laparoisteropessia. *Bull. Soc. Lanc. d. osp. d. Roma*, 1889-90, p. 193-234.

Baudoin (M.). — Hystéropexie abdominale antérieure. *Gazette des hôpitaux*, 1890.

Beurnier. — Etude sur les ligaments ronds de l'utérus et sur leur raccourcissement. *Gaz. hôp.*, 1888, p. 27, 236.

— *Recherches sur les moyens de fixité de l'utérus. Ligaments ronds de l'utérus. Anatomie. Physiologie. Médecine opératoire.* Th. de doctorat, Paris, 1885-1886.

Bienfait. — *Gaz. méd. de Paris*, 1897.

Blake. — An attempt to perform an Alexander operation in a case in which the round Ligament hadbeen removed in a previous laparotomie. *Boston med. and surg. J.*, 1894, p. 611.

Blan. — Thèse de Lyon, 1897.

— *Echo médical de Lyon*, 15 oct. 1898.

Boari. — Quattro ventrofissazione e due operazioni sui legamenti rotondi per vizio di posizione dell' utero. *Rassegna d'ostet. e ginec.*, Napoli, 1896, p. 200.

Bode. — Intra-peritoneale Verkürzung der Ligamenta rotunda zur Heilung der Retroflexion uteri mittels Laparotomia Vaginalis anterior. *Centralbl. f. Gynäk.*, 28 mars, 1896.

— Weiteres über die intra-peritoneale Verkürzung der Ligamenta rotunda zur Heilung der Retroflexio uteri mittels Laparotomia vaginalis anterior. *Centralbl. f. Gynäk.*, 2 mai 1896.

Bompiani. — Delle operazioni cruente per cura della retroflessione dell'utero specialmente della operiazioni di Alexander e di Olshausen. *Ann. di ost. e gin.*, juillet 1890, n° 7, p. 433.

Byford (H. I.). — Anterior suspension of the uterus and shortening of the ramd Ligaments by vaginal section. *Am. Gynec. and Obst. J.*, juin 1896.

— The remote results of shortening the round Ligaments and hysteropexy by vaginal section. *Ann. of Gynec. and Pediat.*, juin 1889, p. 598.

Carpenter. — Alexander's operation with a new method for securing the round Ligaments. *J. Am. med. Ass.*, Chicago, 1890, p. 308.

Casati. — Modificazione all' operazione dell' Alexander nella cura delli antiflessioni dell' utero. *Gaz. med. lomb.*, 1894, p. 333.

Chalot. — Nouvelle méthode de raccourcissement des ligaments ronds de l'utérus. *Cong. Assoc. franç.*, Paris, septembre 1892.

Cittadini. — Remarques cliniques et opératoires sur 15 cas de raccourcissement des ligaments ronds. *Cong. périod. internat. de gynéc. et d'obst.* — *C. R.*, 1892. Bruxelles, 1894, p. 717-729.

— Du traitement des déplacements de l'utérus; 10 cas d'hystéropexie ligamentaire ou raccourcissement des ligaments ronds. *J. de méd. chir. et ph. Ann.*, Bruxelles, 1892, p. 85.

Clarke. — A consideration of the value of the Alexander operation compared with that by anterior fixation of the uterus. *J. Am. med. Ass.*, Chicago, 1896, p. 515.

Clerc (M.). — *Traitement des rétroversions irréductibles de l'utérus gravide par le raccourcissement des ligaments ronds.* Th. Paris, 1900.

Condamin. — *Lyon médical*, 1893, p. 104.

Courty. — *Traité pratique des maladies de l'utérus*, 1881.

Debierre et Dutilleul-Peltier. — Note sur les ligaments ronds de l'utérus et l'opération d'Alexander. *Bull. méd. du Nord*, 1889, p. 102-107.

Delagénière (H.). — *Chirurgie de l'utérus* (voir les chapitres sur le raccourcissement des ligaments ronds).

— Du raccourcissement des ligaments larges et des ligaments ronds dans la rétroversion de l'utérus. *Ann. de gyn. et d'obst.*, sept. 1899, p. 259.

— Du raccourcissement des ligaments larges et des ligaments ronds dans la rétroversion de l'utérus. *Sem. gynéc.*, 1899, sept., p. 294.

Delbet. — *Traité de chirurgie* DUPLAY et RECLUS, t. VIII.

Deueffe. — Raccourcissement des ligaments ronds pour la cure de la rétroversion, de la rétroflexion et de la chute de l'utérus. *Ann. Soc. de méd. de Gand*, 1885, p. 135-138.

Doléris. — De l'opération du raccourcissement des ligaments ronds. *N. Archives d'obst.*, 1886, p. 10, 69, 158, 229.

— Raccourcissement des ligaments ronds ; modification du manuel opératoire consistant dans la réunion et la suture des extrémités des ligaments. *N. Arch. d'obst. et de gynéc.*, 1889, p. 49-54, et *Gaz. d. hôpit.*, 1889, p. 70-72.

— Raccourcissement intra-abdominal des ligaments ronds par inclusion pariétale. *La Gynéc.*, 1898, 6 novembre et 14 décembre.

— Raccourcissement intra-abdominal des ligaments ronds par inclusion pariétale. *J. de méd. de Paris*, 1898, p. 573-576.

Doléris et Ricard. — Recherches anatomiques et opératoires à propos du raccourcissement des ligaments ronds. *Union méd.*, 1885, p. 865-69

Dumoret. — Th. Paris, 1889.

— *Gaz. des hôpitaux*, 30 novembre 1889.

Duret. — Modification de l'opération d'Alexander. *Gaz. des hôp. de Toulouse*, 1893, p. 268, et *Semaine gynécol.*, 1898.

Eberlin. — De l'opération d'Alquié-Alexander-Adams pour le traitement des rétrodéviations utérines. *La Gyn.*, 1900, p. 406-413.

Edebohls (Gilb.). — A modified Alexander Adams Operation. *N. York med. J.*, 1890, p. 400-404.

— The remote results of shortening the round Ligaments for uterine displacements by the new or direct method. *Americ. J. of Obst.*, mai, 1891, p. 582.

— Shortening the round ligaments, indications, technique and results. *Ann. of Gyn. and Pad.*, 1896, p. 26-29 (traduction française dans *Ann. de gyn. et d'obst.*, 1896, p. 612-616).

Elder. — A case of Alexander's operation for shortening the round ligaments in a case of aggravated prolapse and retroflexion. *Brit. med. J.*, 1884, p. 458.

Focné (J.). — *Étude comparée des divers traitements proposés dans les rétrodéviations utérines*. Th. Paris, 1900.

Fritsch. — *Traité des maladies des femmes.*

Frank (J.). — Shortening of the round Ligaments by Laparotomy. *Ann. of Gyn.*, 1889, p. 17-19.

— A new method of treating the round ligaments in Alexanders operation, with but slight disturbance of their anatomical relations. *Cleveland med. Gaz.*, 1896-1897, p. 147-150, et *Ohana Clinic.*, 1896-1897, p. 117.

Fumey. — *Etude du traitement des rétrodéviations de l'utérus.* Th. Paris, 1900.

Gardner. — A new operation of shortening the round ligaments for troublesome and inveterate displacements of uterus. *Austr. med. Gaz.*, 1884-85, p. 55-57.

Gehrung. — The treatment of backward displacements of the uterus and of prolapsus uteri by the new method of shortening the round ligaments critically reviewed. *Denv. med. Times*, 1884-85, p. 150.

Godart (J.). — Trois cas de plissement des ligaments ronds par la voie vaginale. *Policlinique*, Bruxelles, 1899, p. 185-190.

Godinho. — Traitement des rétrodéviations utérines. *Gynécologie*, 1889.

Goelet. — Extra-abdominal shortening of the internalring for freely movable posterior dislocation of the uterus. *Philadelphia med. Journ*, 1900, p. 969-971.

Goffe. — Treatment of retrodisplacements of the uterus by shortening the round Ligaments pervaginam. *J. Am. med. Ass.*, Chicago, 1898, p. 508-514.

— Operation for shortening the round Ligaments through the anterior vaginal fornix. *Am. gyn. and obs. J.*, n° 7, 1898, p. 199.

Guzzoni. — Sulla fizzazione vaginale dei legamenti rotondi nella cura delle retroviazioni uterine. *Settimana med. d. Sperimentale*, 1898, p. 601-604.

Hall. — Vaginal fixation of the round ligament for backward displacement of the uterus. *Clinic. Lancet*, 1897, p. 382-386.

Harlay. — *Rétrodéviation de l'utérus gracide.* Th. Paris, 1898.

Harrington. — The operation of shortening the round Ligaments with two cases. *Bost. med. and surg. J.*, 1886, p. 390-92.

Heinrich. — Eine Bemerkung zur Alexander'schen Operation. *Centralbl. f. Gynäk.*, 1897, p. 833-36.

Herrik. — Operative procedure in uterine displacements. *Am. J. of Obst.*, 1892, p. 490-493, et *Tr. med. Soc. N. Y. and Philad.*, 1892, p. 244-48.

Imlach. — On shortening the round Ligaments of the uterus. *Edinb. med J.*, 1884, p. 913-18. et *Rev. méd. chir. d. mal. d. femmes*, 1885, p. 276-284.

Jacobs. — *Bull. de la Soc. belge de gynécologie et d'obstétrique*, 1899-1900, et *Ann. de gyn. et d'obst.*, août-sept. 1899, p. 260-261.

Johnson. — Eleven Alexander Adams Operation. *Bost. med. and surg. J.*, 1891, p. 404-406.

Jonnesco. — Ein neues Verfahren un der Behandlung der Retrodeviatio uteri (Retroversio und Retroflexio). Cuneo Hysterectomia anterior Kombinirt mit intra-abdominaler Verkürzung der Sig. rotunda. *Centralbl. f. Gyn.*, 1897, p. 294-296.

Josephson. — Am behandlingen af uterus prolapsen medelst operativ forkorning af ligamenta rotunda uteri. *Festskr. med. dokt. F. W. Warfvinger*, Stockholm, 1894, p. 149-163.

Keith. — An unsuccessful case of Alexander operation. *Tr. Edinb. obst. Soc.*, 1885, p. 102.

Kellogg. — A certain and successful method of shortening the round ligaments. *Mod. M. et Bact. Rev.*, Battle Creek (Mich.), 1897, p. 129 et *Méd. mod.*, Paris, 1894, p. 34.

Kummer. — Ueber Endresultate der Alexander'schen Operation. *Centralbl. f. Gyn.*, 1895, 6 avril.

Lamort. — *De l'influence comparée du raccourcissement des ligaments ronds et de l'hystéropexie abdominale au point de vue obstétrical*. Th. de Bordeaux, 1894.

Landron (A.). — *Traitement des rétrodéviations utérines par le raccourcissement intra-abdominal des ligaments ronds (procédé de Wylie)*. Thèse de Paris, 1900.

Le Dentu. — Leçons sur le traitement des rétrodéviations utérines. *Semaine gynécologique*, février 1901.

Le Dentu. — *De la colpohystéropexie antérieure au point de vue de la grossesse*. Th. de Lyon, 1894.

Lediard. — Alexander and Adam's operation on the round Ligaments. *Brit. med. J.*, 1884, p. 354.

Léon. — Th. de Lyon, 1894.

Longyear. — Simple effutive and esthetic operation for shorthing the round Ligaments. *Am. J. of Obst.*, 1899, p. 623-628.

Lucien. — *Influence de l'hystéropexie abdominale antérieure dans les grossesses ultérieures*. Th. Nancy, 1896.

Ludlam. — Hysterorrhaphy and tubo ovariotomy after failure of Alexander's operation. *Clinique*, Chicago, 1893, p. 321.

Mangiagalli. — L'accorciamento cruento dei legamenti come cura radicale degli spostamenti dell' utero all' indietro ed el basso. *Gaz. d. osp.*, Milano, 1885, p. 145.

Mann (M. D.). — Intra-abdominal shortening of the round Ligaments for posterior displacements of the uterus. *Am. J. of Obst.*, 1897, p. 863; *Med. News*, mars 1895, p. 23.

Manrique. — *Etude sur l'opération d'Alexander*. Th. Paris, 1899.

Martin. — Shortening of the round Ligaments for retrodisplacements. *Internat. Clin.*, Philad., 1897, p. 281-283, et *Am. Surg. and Gyn. J.*, Saint-Louis, 1897, p. 71-73.

Mauclaire. — Traitement des déviations utérines. *Ann. gyn.*, fév. 1901.

Merlet. — *Hystéropexie vaginale*. Th. Paris, 1899.

Mikucki (W.). — De l'opération de Bode Wertheim (avec présentation de la malade). *Rocznick Towarz. Gynec. Krakowskiego*, Cracovie, 1897, vol. 7, p. 64.

Moreau (C.). — Du raccourcissement des ligaments ronds appliqué à la guérison des déplacements de la matrice. *Mém cour. Acad. méd. de Belgique*, 1895.

Mouratoff (A.). — De quelques complications après l'opération du raccourcissement des ligaments ronds de la matrice pendant la grossesse. *Arch. russes d. path., d. méd. clin. et de bact.*, Saint-Pétersbourg, 1899, t. VIII, fasc. 5, p. 427.

Munde. — Results of Alexander's operation. *Internat. Clin.*, Philad., 1893, p. 263 ; *Med. Rec.*, 1894, p. 33-35.

Naulleau. — *Ligamentopexie (procédé de Ch. Beck)*. Th. Paris, 1899.

Newmann. — Six years' experience in shortening the round Ligaments for uterine displacements. *Tr. Am. Gyn. Soc.*, Philad., 1894, p. 320.

— The remote results of shortening the round Ligaments for uterine displacements by the new or direct method. *Am. J. of Obst.*, 1891, p. 362-370, p. 257-268.

— *Saint-Louis med. and surg. J.*, 1891, p. 145 ; *N. Orl. med. and surg. J.*, 1890-1891, p. 749.

Norstrom. — *Massage de l'utérus*, 1889.

Périchon. — *Traitement opératoire des rétrodéviations utérines par le raccourcissement des ligaments ronds*. Th. Paris, 1900.

Pernice. — Zu meiner Modifikation des Alexander-Adam. *Centralbl. f. Gynäk.*, 1897, p. 489. *Deut. med. Woch.*, 1897, p. 308.

Petit. — A propos de la technique du raccourcissement intra-péritonéal des ligaments ronds. *Sem. gynéc.*, 1898, p. 277.

Pichevin. — *Semaine gyn.*, 1898-1899.

Polk. — Removal of une tube and ovary ; the other allowed to remain ; although diseased ; Alexander's operation, marriage and pregnancy. *Am. J. of Obst.*, juin 1890, p. 627.

Pozzi. — *Traité de gynécologie*, p. 277.

— *Bull. médical*, décembre 1888, p. 1615.

— *Gaz. médicale de Paris*, 1888.

Racovisceanu. — *Des indications et des ressources opératoires dans les rétrodéviations utérines*. Th. Paris, 1889.

Randohr. — A new method of hysteropexy. *Soc. de Gyn. de N.-Y.*, mars 1897.

Richelot. — Sur l'opération d'Alexander. *Union méd.*.1889, p. 517-520; *Bull. et mém. Soc. de chir.*, Paris, 1889, p. 268-272.

— Traitement des rétrodéviations utérines par le raccourcissement des ligaments ronds par inclusion pariétale. *La Gynéc.*, 1900, t. V, p. 97.

Rivière. — *Archives de tocologie*, 1892.

Rivington. — The operation of shortening the round ligaments for remedying uterine displacements. *Brit. med. J.*, p. 425, 1885.

Roux. — Sur l'opération d'Alexander-Adams. *Rev. méd. Suisse romande*, 1888, p. 645

Schutz (J.). — Die Retrodeviationen des Uterus und ihre operative Behandlung-durch Verkürzung and fixation der Ligamenta rotunda. *Beiträge z. klin. Chir.*, 1899, p. 3.

Schutz (A.). — *Beitrag zür Beurtheilung der Alexander-Adams'schen Operation.* Inaug. Dissert., Kiel, 1898, mai.

Segond. — *Soc. de chir.* Séance du 27 mars 1889.

— *Comptes rendus de la Soc. d'obst., de gyn. et de péd.*, 1899-1900.

Simoes. — *La Gynécologie*, 1897.

Smith (A.-L.). — A new and improved method of performing Alexander's operation. *Med. News*, 1896, p. 317.

Snyers. — Du raccourcissement des ligaments ronds dans les déplacements de la matrice. *Ann. Soc. méd.-chir. de Liège*, 1897, p. 35-48.

— Réponse aux observations du Dr Fraipont relativement au raccourcissement des ligaments ronds dans les déplacements de la matrice. *Ann. Soc. méd.-chir. de Liège*, 1897, p. 186-192.

Stankievicz. — Traitement des rétrodéviations utérines par le raccourcissement intra-péritonéal des ligaments ronds. *Sem. gyn.*, 1900, p. 265.

Steinthal. — Die operative Behandlung der Retroflexion uteri und die Alexander Adam'sche opération. *Deut. med. Woch.*, 1896, p. 773.

Stocker. — Ueber den einfluss der Alexander operation auf die geburt einerseits und die Wirkunh von Schwangerschaft und die Alexander operation anderseits. *Centralb. f. Gyn.*, 1896, p. 550-554.

Terrier. — *Bull. et mém. de la Soc. de Chir.*, 1889.

Trélat. — *Sem. médic.*, juillet 1888, p. 261 ; mars 1889, p. 110.

Treub. — Des causes de la mort dans l'incarcération de l'utérus gravide rétrofléchi. *Arch. d'obst.*, 1892.

Verchère. — *Bull. méd.*, novembre 1896, p. 1565.

Vineberg. — Vaginal fixation of the round Ligaments ; a new operation. *Montreal med. J.*, 1896, p. 228.

Warfvinge. — Traitement du prolapsus utérin par le raccourcissement opératoire des ligaments ronds. *Gaz. de Gyn.*, 1894, p 343.

Wertheim. — Die Verkürzung der Ligamenta rotunda und der Ligamenta sacro uterina mittels Cœliotomia vaginalis anterior. *Centralbl. f. Gyn.*, 1896, p. 465.

Winslow. — Some anatomical and surgical notes upon the operation of shortening the round Ligaments of uterus. *Maryl. med. J.*, Balt., 1887, p. 343.

Wylie. — Traitement des rétrodéviations utérines par le raccourcissement intra-abdominal des ligaments ronds. *Am. Journal of Obst.*, mai 1889.

Zeimet. — *Résultats de l'hystéropexie abdominale.* Th. Paris, 1898.

IMPRIMERIE A.-G LEMALE. — HAVRE

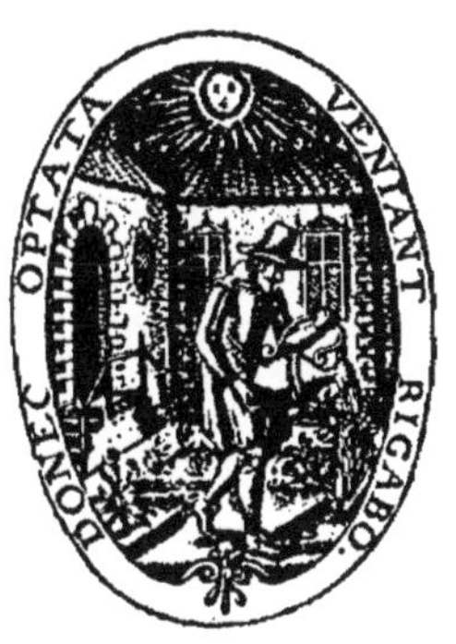

IMPRIMERIE A.-G. LEMALE, HAVRE